中医正骨疗伤法

编 著 陈新宇 王春英

四川科学技术出版社

图书在版编目（CIP）数据

中医正骨疗伤法/陈新宇,王春英编著. 一成都：
四川科学技术出版社，2021.6
ISBN 978 - 7 - 5727 - 0142 - 9

Ⅰ.①中… Ⅱ.①陈…②王 Ⅲ.①正骨疗法
Ⅳ.①R274.2

中国版本图书馆 CIP 数据核字（2021）第 098696 号

中医正骨疗伤法
ZHONGYI ZHENGGU LIAOSHANG FA

编 著	陈新宇	王春英
绘 图	郭雅肖	武陆峰
出 品 人	程佳月	
责任编辑	李迎军	
封面设计	刘 蕊	
责任出版	欧晓春	
出版发行	四川科学技术出版社	
	成都市槐树街 2 号 邮政编码 610031	
	官方微博：http://e.weibo.com/sckjcbs	
	官方微信公众号：sckjcbs	
	传真：028 - 87734039	
成品尺寸	210mm × 145mm	
印 张	8.25 字数 210 千 插页 2	
印 刷	四川机投印务有限公司	
版 次	2021 年 6 月第 1 版	
印 次	2021 年 6 月第 1 次印刷	
定 价	48.00 元	

ISBN 978 - 7 - 5727 - 0142 - 9

作者简介

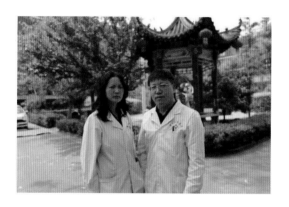

陈新宇，男，1969 年 2 月出生，骨外科主任医师，山西省吕梁市首届名中医。自幼承袭祖传，1991 年中医学本科毕业，1999 年中西医结合临床骨伤硕士研究生毕业，后就职于全国著名的洛阳正骨医院。2004 年下海创办山西省孝义市正骨医院，在骨科方面曾先后受教从师于原第四军医大学百岁骨科名医唐农轩、洛阳正骨医院院长高书图、89 医院王成琪院长等前辈学习深造骨外科、手法正骨及显微骨外科；在中医方面曾先后受教师从于国医大师吕景山、全国名老中医陈家礼、张永华、康玉铸等。由于长期深入基层临床，中西医技术精湛，成绩卓越，深受当地人民群众赞扬与好评。

王春英，女，1978年10月出生，骨外科医师。自幼传承于母亲范爱莲的祖传正骨术，河南医科大学毕业后，曾在全国著名的洛阳正骨医院白马寺院区长期工作。2004年下海与丈夫陈新宇共同创办山西省孝义市正骨医院，由于深得祖传真髓加之悟性较高，长期深入临床骨科一线，中西医手法正骨技术精湛，内服、外用中药在骨伤和烧伤、骨髓炎、颈肩腰腿痛等骨病方面成绩卓著，深受广大患者赞扬与好评。

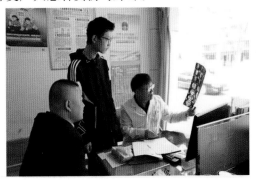

作者接诊时留影

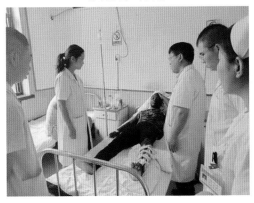

作者在病房查房

前　言

　　中医正骨，历史悠久，源远流长。千百年来，中医正骨不仅为中华民族创造了一次又一次治愈骨伤疑难重症奇迹，而且对促进世界医学的发展也做出了卓越的贡献。因此，传承和发扬中医正骨学这一瑰宝，让更多的人了解和掌握中医正骨手法，是我们后人义不容辞的责任。

　　传统的中医正骨，是一整套关于人体骨骼肌、关节肌筋损伤的外因内在学，在我国古人还没有吸收欧美的医学之前，中医正骨就对人体的肢体、骨骼、骨关节和人体软组织的损伤积累了丰富的经验。编纂此书，意在为后学架起又一座通向中医正骨殿堂的桥梁，为传承中医正骨学术思想和经验，开辟一条行之有效的通道。

　　本书根据著者多年临床实践经验出发，选取常用的正骨手法和常见骨伤疾病的治疗进行编写，文图并茂，简明实用。在此还要感谢郭雅肖、武陆峰二位画师百忙之中为本书作画。

　　由于著者水平有限，不足之处在所难免，请读者提出宝贵意见。我衷心希望此书的出版能为中医正骨手法的普及推广起到积极的促进作用，为广大人民群众带去健康，为中医学这一瑰宝的传播尽一份绵薄之力。

陈新宇

2020 年 11 月

目 录

目　录

第一章 绪 论

第一节 中医正骨的历史渊源

中医正骨学，同中医学其他各科一样，历史悠久、源远流长。早在旧石器时代人们已懂得利用自然界的动植物或矿物粉外敷包扎处理伤口，中医骨伤科学的雏形开始出现。先秦时代，随着生产水平的提高，中医骨伤科学得以发展，这一时期出现了内服汤液以及砭石、骨针等专门的外科工具，骨伤病的命名和治疗方法也逐渐形成。

春秋战国时期的《黄帝内经》是我国现存最早的一部医学著作，该书记载了全身主要骨骼、关节和某些伤病的情况，成为后世骨伤科赖以发展的基础。东汉末年医学家华佗（145—208年）使用麻沸散作为麻醉剂为患者施行死骨剔除术，还模仿虎、鹿、熊、猿、鸟五种动物的姿态创立了五禽戏，用于伤科患者的后期功能康复锻炼。

两晋南北朝时期，已有泥疗法和蜡疗法的先例，这两种物理疗法在临床上至今仍被广泛应用。晋代葛洪所著的《肘后备急方》首次介绍了骨折固定的方法和开放性创口的处理方法。

隋唐时期，中医骨伤科学疾病诊断及治疗学基本形成，这一时期出现了《诸病源候论》《备急千金要方》《仙授理伤续断秘方》等著作,其中《诸病源候论》对骨折创伤及其并发症的病源和证候有较深入的论述,对骨折的处理提出了很多合理的治疗方法。唐代蔺道人所著《仙授理伤续断秘方》是我国第一部创伤骨科专著,该书阐述了骨折的十四步治疗方法,主要是清创、复位、外固定和外敷药物,对后世骨伤科学的发展产生巨大影响。

宋代,中医骨伤科有了进一步的发展,在民间已出现有专门接骨的骨伤科医生。王怀隐等编著《太平圣惠方》,专列"折伤门""金疮门",倡导用柳木夹板固定骨折,对骨折提出了"补精骨、益精髓、通血脉"的治疗思想。张杲在《医说》中记载有切除死骨治疗开放性胫腓骨骨折并发骨髓炎的成功案例。《夷坚志》记载了在颌部施行类似异体植骨术的病例。《洗冤集录》是我国第一部法医学专著,其中记载了不少检查外伤的方法。

元代,由于战争频发,中医骨伤科的发展尤为迅速。危亦林首创脊柱屈曲型骨折采用两踝悬吊过伸复位法。李仲南著《永类钤方》首创过伸牵引加手法复位治疗脊柱屈曲型骨折,书中记载:"凡腰骨损断,先用门扉一片,放斜一头,令患人覆眠,以手捏住,下用三人拽伸,医以手按损处三时久。"此外,李仲南还提出"有无黏膝"体征作为髋关节前后脱位的鉴别,至今仍有临床意义。

明代,中医骨伤科不但继承了前人的经验,而且在理论上有所发展。如薛己所著《正体类要》序文中提出"肢体损于外,则气血伤于内,营卫有所不贯,脏腑由之不和"的论点,阐明和强调了伤科疾病局部与整体的辨证关系;治疗上重视内治外治相结合。《金疮秘传禁方》记载了借助骨擦音检查骨折的方法。

清代,中医骨伤科医家在总结前人治疗骨伤疾病经验的方面,有突出的贡献。清代吴谦等编著《医宗金鉴·正骨心法要旨》中在骨折的治疗方面总结出了"摸、接、端、提、按、摩、推、拿"八种正骨方法，至今仍是手法复位的精髓所在。书中更论及使用竹帘、杉篱、腰柱、通木、抱膝圈等各种外固定器材，该书中骨折的治疗观点和方法与蔺道人、危亦林是一脉相承。钱秀昌所著《伤科补要》序文中，有杨木接骨的记载，这是利用人工假体植入体内治疗骨缺损的一种尝试。赵濂著《伤科大成》系统论述了各种损伤证治，并附有很多治验的病案。

第二节 中医正骨的发展现状

19 世纪下半叶至 20 世纪上半叶，中国沦为半殖民地半封建社会，学术的禁锢导致故步自封。中医正骨技术的传承和发展受到一定的制约。中华人民共和国成立以后，中国共产党和人民政府采取了一系列继承和发展中医的方针政策，全国掀起中医正骨传承的热潮。简便实用且成本低的疗法在长期的医疗实践活动中不断传承发展。其中有些有文献记载，有些只在民间口耳相传得以延续。著名的骨科专家有四川的杜自明，北京的冯天有、刘寿山，上海的石筱山，福建的林如高，黑龙江的陈占魁，河南的郭春园，山东的梁铁民等。我国著名的骨伤科大师方先之、尚天裕等编著的《中西医结合治疗骨折》一书出版，为骨伤科正骨术的繁荣做出了重大的贡献。

20 世纪 70 年代，我国骨伤科医院已对开放性骨折感染，采用中药外敷创面，促进骨面肉芽生长，使愈合后瘢痕柔软，功能良好；胸腰椎压缩性骨折采用垫枕练功治疗，疗效良好；陈旧性骨折畸形愈合采用手法折骨，然后按新鲜骨折处理，获得满意疗效；骨折整复器械和固定器械也有了进一步改进和创新。80 年代以后，各地对颈椎病、腰椎间盘突出症等慢性疾病，广泛地采用手法、牵引、中药离子导入和中药内服、外敷等综合疗法，效果较好。90年代以来，在运用中药治疗骨坏死、骨质疏松症等的理论和临床研究方面亦取得了一定的进展。

随着现代科学的发展和相互渗透，高新技术在骨伤科领域中的推广应用，为骨伤科的深入研究和发展增添了新的动力，除X线、电子计算机断层扫描（CT）、磁共振成像（MRI）、放射性核素显像等常规性检查手段外，目前，活体组织病理检查、组织内压测定技术及关节镜等显微技术也已广泛应用于临床。现代骨科日新月异的诊疗技术为骨科的发展插上了翅膀，也为骨伤科正骨学的发展开辟了新的前景。

中医正骨历史悠久，源远流长，从简单到复杂，从单一到多种复合，如同临证处方用药一样，君臣佐使，医者根据患者骨折或脱位情况，选择有主次的动作协调配合进行治疗。我们作为后人，一定要珍视前辈们在中医正骨发展方面付出的无数心血，勤奋不懈，潜心钻研，积极开展临床研究，不断创新治疗方法，并将其发扬光大，不断培养新的继承人。

第二章 骨折概论

在外观或影像学上骨或骨小梁的完整性或连续性中断时称为骨折。骨折的概念，我国古代医家很早就有所认识，甲骨文已有"疾骨""疾胫""疾肘"等病名；《周礼·天官》记载了"折疡"；《灵枢·邪气脏腑病形》记载了"折脊"；汉代马王堆出土的医籍中也有"折骨"的记载。骨折这一病名出自唐代王焘的《外台秘要》。

第一节 骨折的病因病机

一、骨折的病因

（一）外因

外因是骨折发生的主要因素。多为跌仆、堕坠、碰撞、扭挫、负重、压扎、打击、摔掷、金刃、火器等暴力作用于骨骼而造成。兹分述如下：

1. 直接暴力

骨折多发生在与暴力直接接触部位，如打、压、撞击和枪伤等，常引起横形骨折（截断）或粉碎性骨折（碎断），在骨折部周围软组织常有较严重的损伤。如为开放性骨折，多因打击物由外向内或持续外力致骨折端由内向外切割肌肤。刺穿而致皮开肉绽，经脉伤损，常兼有创伤血证，由于不洁之物及致病细菌侵入创口，易发生感染。

2. 间接暴力

身体某部遭受撞击、摔跌、扭挫等暴力通过杠杆力或螺旋力作用而将暴力向其他处传导，使远离接触暴力处的骨质薄弱部位发生骨折，一般骨折局部软组织损伤较轻，常引起斜形骨折（斜断）、螺旋形骨折（拧断），骨折若发生在前臂或小腿有两骨并列处，两骨的骨折部位多不在同一平面上。

3. 肌肉牵拉

由于肌肉强烈收缩而产生较大的牵拉力，如投掷运动可发生肱骨下 1/3 段螺旋形骨折。跪跌时，股四头肌强烈收缩可以引起髌骨骨折。猛力伸展肘关节，肱三头肌强烈收缩可以产生尺骨鹰嘴骨折等。

4. 持续劳损

长期反复、持续的直接或间接暴力，集中在骨骼的一定部位，亦可发生骨折，叫作疲劳骨折，如长途跋涉或远距离的持续跑步可发生第 2、第 3 跖骨骨折，或腓骨中下 1/3 疲劳骨折。

（二）内因

损伤内因是指引起人体损伤的内在因素。损伤主要是由于外力伤害等外在因素所致，但也有各种不同的内在因素和一定的发病规律，如与年龄、体质、局部解剖结构等内在因素关系十分密切。《素问·评热病论篇》指出："邪之所凑，其气必虚。"而《灵枢·百病始生》曰："风雨寒热，不得虚，邪不能独伤人""此必因虚邪之风，与其身形，两虚相得，乃客其形"。说明大部分外界致病因素只有在机体虚弱的情况下，才能伤害人体。因此，我们不仅重视损伤外因的作用，而且强调内因在发病学上的重要作用。但是当外来暴力比较大，超越了人体防御力量或耐受力时，外力伤害就成为决定性因素。

1. 骨骼病变

如先天性脆骨病、营养不良、佝偻病、甲状腺功能亢进症、骨髓炎、骨结核、骨肿瘤等可导致骨质破坏，遭受轻微的外力，就能导致骨折。这类骨折需要进一步明确骨骼原有疾病的诊断，治疗上可按疾病的性质选择不同的方法，或找出原因后采取相应的措施。这类骨折是原发疾病发展的必然结果，而骨折往往是这些疾病的首要症状。

2. 年龄

年龄不同，伤病的好发部位及发生率也不一样。老年人筋肉退变，骨质松脆，容易发生损伤。如跌倒时一侧臀部着地，外力作用相同，在老年人易引起股骨颈骨折或股骨转子间骨折，而青少年则较少发生。小儿因骨骼柔嫩，尚未坚实，容易发生骨折，但小儿的骨膜较厚而富有韧性，骨折时多发生不完全性骨折。少年儿童骨骺尚未闭，容易发生骨骺损伤。青壮年筋骨坚强，但在剧烈运动中又多发生各种损伤。

3. 体质

体质的强弱与损伤的发生有密切的关系。年轻体壮、气血旺盛、肾精充足、筋骨坚固者不易发生损伤。年老体弱、气血虚弱、肝肾亏虚、骨质疏松者容易发生损伤。如突然滑倒，臀部着地，外力虽很轻微，也可能发生股骨颈或股骨转子间骨折。《伤科补要》曰：“下颏者，即牙车相交之骨也，若脱，则饮食言语不便，由肾虚所致。”说明骤然张口过大可以引起颞下颌关节脱位，也与肾气亏损而致面部筋肉、关节囊松弛有关。《正体类要·正体主治大法》曰：“若骨骺接而复脱，肝肾虚也。”说明肝肾亏虚是习惯性脱位的病理因素之一。

4. 先天因素

损伤的发生与先天禀赋不足也有密切关系。如第 1 骶椎的隐性脊柱裂，由于棘突缺如，棘上与棘间韧带失去了依附，降低了腰骶关节的稳定性，容易发生劳损。先天性脆骨病、先天性骨关节畸形都可造成骨组织脆弱，易发生骨折。

5. 病理因素

伤病的发生还与组织的病变关系密切。内分泌代谢障碍可影响骨的成分，骨组织的疾患如骨肿瘤、骨结核、骨髓炎等导致骨组织受到破坏，从而容易导致骨折、脱位等损伤。

6. 职业工种

损伤的发生与职业工种有一定的关系。如手部损伤较多发生在缺乏必要的防护设备下工作的机械工人，慢性腰部劳损多发于经常弯腰负重操作的工人，运动员及舞蹈、杂技、武打演员容易发生各种运动损伤，经常低头工作者容易患颈椎病等。

7. 七情内伤

损伤的发生发展与七情内伤有密切关系。过喜大笑，可造成颞下颌关节脱位。忧思过度，注意力不集中，易发生生活损伤和交通损伤。有些慢性骨关节痹痛，如果患者情志郁结，则内耗气血，可加重局部的病情。有些较严重的创伤，如果患者性格开朗、意志坚强，则有利于创伤修复和疾病的好转；如果意志薄弱，忧虑过度，则加重气血内耗，不利于创伤的康复，甚至加重病情。因此，中医骨伤科历来重视精神调养。

8. 骨的解剖部位和结构状况

骨折与其解剖状况有一定的关系。一般情况下，骨折多发生在松质骨与密质骨临界处、静止与活动部位的交界处、解剖结构较薄弱部位或长期持续负重部位。幼儿骨骼有机质较多，易发生青枝骨折；18 岁以下的青少年，骨骺未闭合易发生骨骺分离；老年人骨质疏松、骨的脆性增大，最易发生骨折。又如肱骨下端扁而宽，前面有冠状窝，后面有鹰嘴窝，中间仅一层较薄的骨片，这一部位就容易发生骨折。在骨质的疏松部位和致密部位交接处（如肱骨外科颈和桡骨远端），或脊柱的活动段与静止段交接处（如脊柱胸腰段）也容易发生骨折。

外力作用于人体，可由于年龄、健康状况、解剖部位、骨结构、骨骼是否原有病变等内在因素的差异，而产生各种不同类型的损伤。例如，同是跌倒时手掌撑地致伤，暴力沿肢体向上传导，老年人因肝肾不足、筋骨脆弱，易在较疏松的桡骨下端、肱骨外科颈处发生骨折；儿童则因骨膜较厚，骨骼中的有机质较多而易发生青枝骨折或不完全骨折。不同的致伤暴力又可有相同的受伤机理。例如，屈曲型脊椎压缩骨折可因从高处坠下，足跟着地时由于身体向前屈而引起；亦可因建筑物倒塌，重物自头压下或击中背部而发生，但两者都具备同一内在因素：脊柱处于屈曲位。因此，骨折是外因和内因综合作用的结果。

二、骨折的移位

大多数骨折段均有不同程度的移位。由于暴力的作用，肢体远端段的重量，肌肉的牵拉以及搬运和治疗不当，使骨折的断端发生移位。常见的有成角移位、侧方移位、缩短移位、分离移位和旋转移位（图2-1）。骨折发生后常常是几种类型的移位同时存在。例如股骨上1/3骨折，在长轴上有缩短，同时还有侧方及旋转移位。

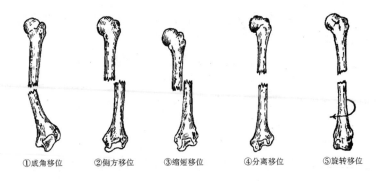

①成角移位　　②侧方移位　　③缩短移位　　④分离移位　　⑤旋转移位

图2-1　骨折的移位

第二节　骨折的分类

不同类型的骨折，治疗方法和预后也不同。

一、根据骨折处皮肤、黏膜的完整性分类

①闭合性骨折：骨折处皮肤或黏膜完整，骨折端不与外界相通；②开放性骨折：骨折处软组织、皮肤或黏膜破裂，骨折端同外界相通。开放性骨折因常伴有不同程度的污染而易继发感染。

二、根据骨折程度和局部形态分类（图2-2）

1. 不完全骨折

骨的完整性或连续性部分中断，常见有①裂缝骨折；②青枝骨折：多见于儿童，骨折处部分断裂，与青嫩而韧的树枝被折断时情况相似。

2. 完全骨折

骨的完整性或者连续性完全断裂，管状骨会形成两个以及两个以上的骨折段，在影像学上可以见到骨折线。并根据骨折线的

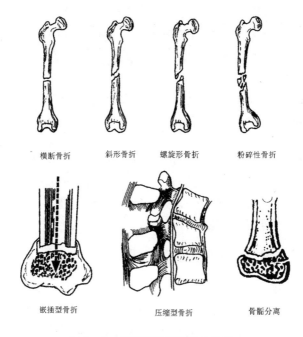

横断骨折　　斜形骨折　　螺旋形骨折　　粉碎性骨折

嵌插型骨折　　　　压缩型骨折　　　　骨骺分离

图2-2　根据骨折线的形态分类

方向可以分为：

（1）横断骨折：骨折线几与骨的纵轴垂直。

（2）斜形骨折：骨折线与骨的纵轴呈一定角度。

（3）螺旋形骨折：骨折线似螺旋状。

（4）粉碎性骨折：骨折后骨碎裂为两块以上，称为粉碎性骨折。骨折线可为"Y"形或者"T"形时也可称为"Y"形或者"T"形骨折。

（5）嵌插型骨折：多发生在长管状骨干骺端的松质骨与坚质骨交界处。骨折后坚质骨嵌插入松质骨内。如发生在股骨颈或肱骨外科颈处的骨折多可发生。

（6）压缩型骨折：发生于松质骨因压缩而变形，多见于椎体，也可见于跟骨等处。

（7）骨骺分离：通过骨骺处的力致骨骺处的骨折。骨骺的断面可带有数量不等的骨组织。

3. 骨挫伤

目前由于 MRI 的普及，临床上经常见到的疼痛明显，但 X 线上不能显示骨折线，进行 MRI 检查可见骨受伤处的信号有明显的变化。

以上的骨折，经适当方式复位后外固定不易再移位者称为稳定性骨折，如骨挫伤、裂缝骨折、青枝骨折、横断骨折、嵌插型骨折等。复位后易于发生再移位者称为不稳定性骨折，如斜形骨折、粉碎性骨折、螺旋形骨折等。

三、按骨折复位后稳定程度分类

1. 稳定骨折

骨折不易移位或复位后经适当外固定不易发生再移位者，如裂缝骨折、青枝骨折、无移位的完全骨折、嵌插型骨折、横断骨折（股骨干骨折除外）等，均为稳定骨折。该类骨折治疗容易，效果好，容易愈合。

2. 不稳定骨折

骨折端本身易移位，或复位后易发生再移位者。如斜形骨折、螺旋形骨折、多段骨折、粉碎性骨折、股骨干横断骨折等，均为不稳定骨折。此类骨折复位、固定都比较困难，预后一般比稳定骨折差。

四、根据骨折后的时间分类

1. 新鲜骨折

骨折端的血肿尚未完全吸收，尚未形成纤维骨痂包裹者，称为新鲜骨折。一般伤后 1~2 周内（小儿除外）的骨干骨折属此类。对愈合较慢的股骨颈骨折、腕骨骨折，在伤后 3 周内也属新鲜骨折。

2. 陈旧骨折

骨折断端已有纤维组织或骨痂包裹者称陈旧骨折，多为受伤 2 周以后的骨折，此类骨折复位较难，愈合缓慢。若时间过久，骨折可以畸形愈合、迟缓愈合或不愈合。

五、根据受伤前骨质是否正常分类

1. 外伤骨折

骨折前，骨质结构正常，纯属外力作用而产生骨折者。

2. 病理性骨折

骨质原已有病变（如骨质疏松、骨髓炎、骨结核、骨肿瘤等），经轻微外力作用而产生骨折者。

六、骨折的其他分类

1. AO/ASIF（国际内固定研究学会）分类系统

该分类系统为目前国际使用最多的骨折分类系统。其基本原则是将每一骨骼的各种骨折分为三大类，每一大类又分成 3 个组及其对应的 3 个亚组。使用该系统时应先确定受伤的骨骼和部位，再确定骨折的类型。骨折的严重程度根据骨折形态的复杂性、治疗的难易及预后顺序逐渐上升。

2. 骨骺骨折的 SUD 分类系统

该系统将骨折按稳定（S）、不稳定（U）及是否延续到骨干（D）进行分类；每种类型又分成 3 个亚型：0 表示骨折位于关节外，1 表示骨折移位小于 2 mm，2 表示骨折移位大于等于 2 mm。随着骨折从 S 到 D 型的转变，治疗倾向于使用外固定而不用开放复位；当骨折从 0 进展到 2 亚型时，应行开放复位。

骨折的分类系统还有 OTA 分类系统、Tseherne 分类系统、

Gustilo 分类系统等。

第三节 骨折的愈合及影响骨折愈合的因素

中医学认为骨折愈合的过程就是"瘀去、新生、骨合"的过程，骨折发生后局部存在气滞血瘀的状态，需要理气、活血化瘀，其后就是机体进行修复的过程，从新生到骨合整个过程是持续和渐进的。

现代医学认为骨折的愈合分两种类型：

1. 通过骨内塑形的一期愈合（或称直接愈合），此类型仅发生在不完全骨折或完全骨折获得绝对稳定固定且血供营养良好的情况下。

2. 通过断端骨痂的形成与改造的二期愈合（或称间接愈合），这是骨折临床常见的愈合过程，其特点是骨折端存在骨痂结构，这一愈合过程与胚胎学中骨的发生具有相似的过程，骨修复的过程是由膜内成骨与软骨内成骨共同完成。

一、骨折的愈合

骨折的治疗是治疗骨组织及临近组织的破裂。骨折愈合是指骨折端间的组织修复反应，这种反应称之为骨折愈合过程。在愈合过程中组织解剖结构、生理、病理及生化等方面，是按一定规律进行的，亦是连续不断的。

目前对骨折愈合过程做了大量的实验研究。对其机制还不十分了解，有些看法尚未达到一致。一致认为骨折愈合过程一般可分为血肿机化期、原始骨痂期、骨痂改造期，在三期之间并无明显的界限。

（一）血肿机化期（肉芽组织修复期）

骨折后，骨膜、骨质及临近软组织的血管断裂和骨髓腔出血，血液积于骨折端之间、髓腔、被掀起的骨膜下及邻近组织之间隙中，形成骨折部位的血肿。

由于损伤炎性反应，红细胞的坏死，纤维蛋白的渗出，血肿在6~8小时开始凝结成含有网状纤维的血凝块。在血肿周围组织中毛细血管增生，同时血管周围产生许多成纤维细胞，这些细胞与新生的毛细血管，从四面八方侵入血肿和坏死组织中，将其分隔成许多小块，血肿被吞噬细胞和异物巨细胞清除，逐渐变成肉芽组织，再演变为纤维结缔组织，凝结于骨折断端之间及周围，使骨折断端初步连接在一起，成为纤维性骨痂，此期在2~3周完成。

（二）原始骨痂形成期

受伤后6~10天，肉芽组织转化为原始骨痂。

在此阶段骨折局部的应力状态及血供等内部环境因素对桥梁骨痂的形成具有重要影响。在骨折端骨内、外膜的成骨细胞增生，形成新骨的状态，称为膜内成骨。骨折端及髓腔内的纤维组织亦逐渐转化为软骨组织并随着软骨细胞的增生、钙化而骨化，称为软骨内成骨。此两种共同作用在骨折端形成纤维桥梁骨痂，桥梁骨痂与内外骨痂及断端的坏死骨细胞区域相连接，在骨折处形成内部血肿，其周围是松软的纤维软骨，其外周是塑形较好的软骨，最外层是新生骨的立体层次结构。该结构的特点是力学性能内弱外强，外周的塑形能力最好。当内外骨痂和桥梁骨痂完全融合后，强度足以拮抗躯体自身肌肉收缩和重力作用时，骨折已完成临床愈合，一般需要4~8周时间。此时X线片上可见骨折处四周有梭形骨痂阴影，但骨折线仍隐约可见。

骨折愈合过程中，膜内成骨与软骨内成骨在其相邻处互相交叉，但前者远比后者为快，因此应防止在骨折处形成较大的血肿，以减少软骨内成骨的范围，加速骨折愈合。骨性骨痂主要是经膜内成骨形成，并以骨外膜为主。因此，骨外膜在骨痂形成中具有重要作用，任何对骨外膜的损伤均对骨折愈合不利。

（三）骨痂改造塑形期

在愈合期的第 3 周至第 10 周，原始骨痂通过钙盐的沉积形成永久性骨痂。同时，骨痂也被成骨细胞及破骨细胞的活化再塑形。也就是说，过量的骨由骨痂处除去和吸收，而应力轴线上的骨痂获得加强。此种重塑形过程是通过肢体活动和负重来获得的。

二、影响骨折愈合的因素

认识影响骨折愈合的因素，以便利用对愈合有利的因素和避免对愈合不利的因素。

（一）全身因素

影响骨折愈合的全身因素是间接性的，年龄、营养不良、全身衰竭和某些疾病因素，都可以影响骨的愈合，如骨软骨病（成人佝偻病）、糖尿病、维生素 C 缺乏病、梅毒以及老年性骨质疏松等。在某些情况下，这些全身因素可成为影响骨愈合的主要原因。

（二）局部因素

1. 局部血液供应

影响骨折愈合最根本的因素是局部的血液供应。一切影响血液供应的因素，都会直接影响骨折愈合过程。骨折时造成经骨外膜进入骨内的营养血管及中央管断裂，断端血运不良，不但影响骨折端修复组织生长，而且造成断端骨坏死，直接影响骨的愈合过程。在一些特殊部位的骨折（如腕舟状骨近端骨折），会造成血运完全障碍，发生整个骨块的坏死。

2. 局部损伤程度

损伤严重的骨折，周围软组织损伤也严重，骨折多有移位、粉碎或开放，骨膜的撕裂损伤较重，对周围组织和骨折端血运影响较大，加重了骨折端的坏死程度，使骨折断端和周围软组织新生血管形成减慢，血管侵入血肿形成机化的时间延长。另外，局部损伤重时，骨折断端形成的血肿和出血坏死区大，局部创伤性炎症改变较重，持续时间较长。

外骨痂的形成取决于骨膜的活力，骨膜的广泛撕裂会造成骨膜坏死，加重骨折端缺血坏死，影响骨愈合。骨膜的完整性对保护骨折的稳定性较为重要，同时有利于膜内成骨。

3. 骨折端的接触

骨折断端的接触紧密程度和接触面积对骨折的愈合有较明显的影响，嵌入性骨折、骨松质的线形骨折，即使不附加固定，也有一期愈合的可能。对骨干骨折应用加压内固定，使骨折端紧密接触，经一期愈合的方式较快地完成骨愈合。如果断端有软组织嵌入、分离、缺损等因素，愈合则有困难，甚至不愈合。

在骨折端互相接触的基本条件下，斜形和螺旋形骨折比横断性骨折容易愈合，这是因为骨折端面积大，就会有较大范围的血管区来供给骨痂的生长，有利于骨愈合。同时，通过膜内和软骨内成骨产生的骨痂量也多，断端间愈合较牢固。但斜形和螺旋形骨折在垂直负荷下易发生移位，需同时加以注意。

4. 感染

感染可引起局部长期充血、脱钙，使骨化过程难以进行，感染未有效控制，骨折难以愈合。如果感染停止，骨折是可以愈合的。

5. 骨疾病

某些骨病和骨肿瘤造成的病理骨折，在其原发病未处理好前，骨折愈合较困难。如果原发病处理好，骨折可以愈合，但恶性肿瘤患者，往往预后不良。

6. 固定

恰当的固定可以维持骨折整复后的位置，防止软组织再受伤和血肿再扩大，保证骨折愈合过程顺利进行。而固定不足，如固定范围过小、固定强度过弱、固定时间过短等，可增加骨折断端的剪力或旋转力，干扰骨痂生长，或破坏愈合中的骨痂，使骨折迟缓愈合或不愈合；反之，固定太过，使局部血运缓慢、骨代谢减退、骨质疏松、肌肉萎缩，对骨折愈合也不利。

7. 清创不当

开放性骨折清创时，若摘除过多的碎骨片，可导致骨缺损，影响骨折愈合。

8. 合理的功能活动

骨折复位固定后，早期进行肢体合理的功能锻炼，能有效改善骨折局部的血液供应，以促进骨折愈合，有助于早期恢复肢体功能；而不合理的早期肢体活动，会破坏骨折断端的稳定，破坏局部修复所需要的纤维连接及早期骨痂，导致骨折延迟愈合、不愈合或畸形愈合。因此，骨折患者应在专业医师的指导下进行阶段性的合理功能锻炼。

9. 局部病理因素

继发于骨病与骨肿瘤的骨折，在处理好局部病灶的前提下，良好复位及固定后，骨折常可以愈合，但在骨纤维形成不良等疾病继发骨折者有再骨折的可能；而破骨细胞活跃的骨病或肿瘤患者，其骨折往往难以愈合，甚至有进一步骨破坏或转移的可能。

10. 关节内骨折

关节滑液中含有纤维蛋白溶酶，可以溶解骨折早期形成的血凝块，延迟骨折的第一期修复过程。因此，关节内骨折虽能愈合，但要比关节外骨折愈合难度大。

成人常见骨折的临床愈合时间见表 2-1。

表 2 - 1 成人常见骨折的临床愈合时间

骨折名称	时间（周）
锁骨骨折	4~6
肱骨外科颈骨折	4~6
肱骨干骨折	4~8
肱骨髁上骨折	3~6
尺、桡骨干骨折	6~8
桡骨远端骨折	3~6
掌、指骨骨折	3~4
股骨颈骨折	12~24
股骨干骨折	7~10
股骨粗隆间骨折	8~12
髌骨骨折	4~6
胫腓骨骨干骨折	7~10
踝部骨折	4~6
跖部骨折	4~6

第四节 骨折的愈合标准

掌握骨折的愈合标准，有利于确定外固定的时间、练功计划和辨证用药。骨折的愈合标准可分为临床愈合标准和骨性愈合标准。

一、骨折的临床愈合标准

1. 局部无压痛，无纵向叩击痛。

2. 局部无异常活动。

3. X 线照片显示骨折线模糊，有连续性骨痂通过骨折线。

4. 功能测定，在解除外固定情况下，上肢能平举 1 kg 达 1 分钟；下肢能连续徒手步行 3 分钟，并不少于 30 步。

5. 连续观察两周，骨折处不变形，则观察的第一天即为临床愈合日期。

6. 2、4 两项的测定必须慎重，以不发生变形或再骨折为原则。

二、骨折的骨性愈合标准

1. 具备临床愈合标准的条件。

2. X 线照片显示，骨小梁通过骨折线。

第五节　骨折的诊断

骨折的诊断，是通过对患者受伤病史、全身情况、局部情况的全面了解和受伤部位的影像学检查等，将临床收集的资料进行分析、归纳、推理和判断，从而作出是否骨折、骨折部位和类型、移位情况、有无并发症等正确诊断结果的过程。

在骨折的诊断过程中，要防止只看到浅表损伤，不注意深部创伤；只观察一处损伤，而忽略别处或多处损伤；只注意骨折局部，不考虑患者全身伤情等。通过仔细询问受伤经过，详细进行体格检查，认真分析症状、体征和影像学表现，从而及时作出准确、全面的诊断，以防漏诊、误诊。

一、病史

询问病史对指导检查、及时诊断有重要意义。在询问时需注意以下问题：

1. 暴力的大小、方向和作用部位

以判断可能受伤的部位、程度，以及是否有合并损伤。

2. 受伤的时间

有利于对伤情的判断和对损伤的处理。尤应注意出血、休克的时间，以便及时抢救，估计预后。对开放伤口暴露的时间必须问清，以决定是否缝合伤口及扩创的范围。从受伤时间及肢体肿胀的程度可以估计出血量。断肢的时间长短对能否再植成活有极重要的影响。此外，对于可能合并有腹部损伤的骨盆骨折、脊柱的复杂骨折，了解受伤与进食、排尿的时间关系，在判断脏器损伤方面有较重要的参考价值。

3. 伤后的全身情况

有无昏迷、呕吐、呼吸困难或腹痛等。应注意了解有无合并颅脑或胸腹部损伤。

4. 伤后肢体的功能情况

对不能活动或有感觉障碍的肢体，应了解现场急救情况、转送方式和伤情变化，对截瘫患者尤应注意。

5. 伤后处理情况

如上止血带的种类及时间，肢体是否恰当制动，是否注射过止痛剂、破伤风抗毒素，以及创口的包扎情况。

6. 既往重要疾患情况

如心脏病、高血压、癫痫、结核、糖尿病、出血性疾患、肿瘤等疾病。

7. 陈旧性损伤

应询问既往受伤情况、治疗方法、肢体固定情况、练功活动情况、是否感染，以及患者存在的困难和要求，尤其是遗留有神经症状者。

二、临床表现

（一）全身表现

轻微骨折可无全身症状。通常骨折后，常有发热（体温约38.5℃），5~7天体温逐渐降至正常，如合并外伤性休克和内脏损伤，还有相应的表现。

（二）局部表现

1. 一般情况

（1）疼痛：骨折部出现不同程度的疼痛、直接压痛和间接压痛（纵轴叩击痛和骨盆、胸廓挤压痛等）。

（2）肿胀：骨折后局部出现肿胀。若骨折处出血较多，通过撕裂的肌膜及深筋膜，溢于皮下，即成瘀斑，严重肿胀时还可出现水疱、血疱。

（3）活动功能障碍：由于肢体失去杠杆和支柱作用及剧烈疼痛、筋肉痉挛、组织破坏所致。一般来说，不完全性骨折、嵌插型骨折的功能障碍较轻，完全性骨折、有移位骨折的功能障碍较重。

2. 骨折特征

（1）畸形：骨折时常因暴力作用、肌肉或韧带牵拉、搬运不当而断端移位，出现肢体形状改变而产生畸形。

（2）骨擦音：由于骨折断端相互触碰或摩擦而产生，一般在局部检查时用手触摸骨折处会感觉到。

（3）异常活动：骨干部无嵌插的完全骨折，可出现像关节一样能屈曲旋转的不正常活动，又称假关节活动。

畸形、骨擦音和异常活动是骨折的特征，这三种特征只要有其中一种出现，即可在临床上初步诊断为骨折。但在检查时不应主动寻找骨擦音或异常活动，以免增加患者痛苦、加重局部损伤或导致严重的并发症。骨折端移位明显而无骨擦音，则骨折断端间或有软组织嵌入。

休克是骨折的常见并发症，多见于多发性骨折、股骨骨折、骨盆骨折、脊椎骨折和严重的开放性骨折。患者常因骨折大量出血、重要脏器或广泛性软组织损伤，以及剧烈疼痛、恐惧等多种因素综合引起有效循环血量锐减，而导致休克。

骨折后一般体温正常，只有在严重损伤，有大量内出血，血肿吸收时，体温略有升高，通常不超过38℃。开放性骨折患者如持续性发热，应考虑有感染的可能。

（三）临床检查

1. 望诊

观察患者的面部表情、姿势、步态可判断病情的轻重缓急和大体受伤部位。如果出现表情痛苦、出冷汗、面色苍白、四肢发冷、呼吸短促、口唇青紫等症状，应考虑休克的可能。受伤局部有无畸形、肿胀、瘀斑等对骨折的早期诊断有重要意义。

2. 触诊

医者对损伤部位进行触摸或按压，仔细辨认温度、弹性、连续性、压痛、骨折移位和异常活动情况等，由表及里，由浅及深，以便估计损伤的部位和程度。触诊在缺少影像设备的条件下对作出初步诊断显得尤为重要。

3. 量诊

在明确测量肢体的标记点后，以卷尺对照测量患肢和健肢的长度、周径、力线及关节活动度等，在骨折的诊断和治疗过程中有重要的参考意义和指导价值。

4. 血管、神经检查

对受伤部位进行临床检查时，要特别注意伤肢远端浅表动脉和伤肢浅、深部感觉及运动等神经功能的检查，注意有无合并血管和神经损伤。如肱骨干骨折合并桡神经损伤、股骨下1/3骨折合并腘动脉损伤等。

5. 肌力检查

1）肌力检查内容

（1）肌容量：观察肢体外形有无肌肉萎缩、挛缩、畸形。测量肢围（周径）时，应根据患者具体情况，规定测量的部位。如测量肿胀时取肿胀最明显处，测量肌萎缩时取肌腹部。

（2）肌张力：在静止状态时肌肉保持一定程度的紧张度称为肌张力。检查时，嘱患者肢体放松做被动运动以测其阻力，亦可用手轻捏患者的肌肉，以体验其软硬度。如肌肉松软，被动运动时阻力减低或消失，关节松弛而活动范围扩大，称为肌张力减低；反之，肌肉紧张，被动运动时阻力较大，称为肌张力增高。

（3）肌力：是指肌肉主动运动时的力量、幅度和速度。肌力检查可以测定肌肉的发育情况和用于神经损伤的定位，对神经、肌肉疾患的预后和治疗也有一定价值。肌力降低时，需要对肌力进行测定。

2）肌力测定方法与测定标准

（1）肌力测定方法：是通过嘱患者主动运动关节或施加以阻力的方法，来了解肌肉（或肌群）收缩和关节运动情况，从而判断肌力是否正常、稍弱、弱、甚弱或完全丧失。在做肌力检查时，要耐心指导患者，分别做各种能表达被检查肌肉（或肌群）作用的动作，必要时检查者可先做示范动作。对于小儿及不能合作的患者尤应耐心反复地进行检查。对于尚不能理解检查者吩咐的幼儿，可用针尖轻轻地给以刺激，以观察患儿逃避痛刺激的动作，可判断其肌肉有无麻痹。检查时应两侧对比，观察和触摸肌肉、肌腱，了解收缩情况。

（2）肌力测定标准：可分为以下6级。

0级：肌肉无收缩（完全瘫痪）。

Ⅰ级：肌肉有轻微收缩，但不能够移动关节（接近完全瘫痪）。

Ⅱ级：肌肉收缩可带动关节水平方向运动，但不能对抗肢体重力（重度瘫痪）。

Ⅲ级：能抗肢体重力移动关节，但不能抵抗阻力（轻度瘫痪）。

Ⅳ级：能抗肢体重力运动肢体，且能抵抗一定强度的阻力（接近正常）。

Ⅴ级：能抵抗强大的阻力运动肢体（正常）。

二、影像学表现

（一）X线检查

骨组织是人体的硬组织，含钙量多，密度高，X线不易穿透，与周围软组织形成良好的对比条件，使X线检查时能显出清晰的影像。不仅可以了解骨与关节伤病的部位、范围、性质、程度和周围软组织的关系，为治疗提供可靠的参考，还可在治疗过程中指导骨折脱位的手法整复、牵引、固定和观察治疗效果、病变的发展以及预后的判断等。此外，还可利用X线检查观察骨骼生长发育的情况，以及观察某些营养和代谢性疾病对骨骼的影响。由于X线检查对骨与关节伤病的诊断作用很重要，所以骨科医师必须熟练掌握X线检查的理论知识和X线片阅读方法，更好地为骨科临床和研究服务。

X线检查虽有不少优点及重要的使用价值，但并不是完美无缺的。由于X线检查只能从影像的变化来判断，而不完全是伤病的实质变化情况，有不少病变的X线征象往往比临床症状出现得迟，如急性化脓性骨髓炎，早期破坏的是骨内软组织而不是骨小梁结构，所以早期X线检查可无明确的骨质变化；又如类风湿性关节炎的早期病变均在滑膜韧带，还未影响骨质，所以早期X线检查亦难看出变化；还有外伤性关节积血，血友病性关节积血和炎症性关节积液或积脓，在X线检查的影像上早期也无法分辨；此外，当 X 线投照时未对准病变部位或 X 线投照的影像质量不好看不清病变，所以 X 线检查要医生很好掌握，根据临床病变，按最需要的部位申请 X 线检查，若获得的 X 线照片符合临床病变者，也可促使进一步检查。总之，对 X 线检查不可单纯依赖，它仅是辅助诊断手段之一而已。

1. 借助 X 线检查来判断分析

尽管 X 线检查对于骨关节损伤诊断非常重要，但绝不能单纯依赖它去发现损伤。信赖 X 线检查超过信赖临床检查是危险的，临床检查有时更可靠。某些骨折的裂隙可能很细，如腕舟骨骨折、股骨颈骨折，在受伤初期的 X 线片上，骨折线有时很难与骨的正常骨小梁作鉴别，对这些骨折若仅根据 X 线片就草率地作出无骨折的诊断会延误治疗时机，甚至导致严重的后果。对临床上高度怀疑骨折，而 X 线检查不能证实的，应在 2～3 周后重复 X 线检查，若真有骨折，届时由于骨折端吸收，骨折线往往清晰可见。

2. 常规拍摄两平面成直角的正侧位片

X 线片只不过是骨的投影，即使骨折完全移位，X 线片也可在一个面上完全对准，似乎只是一个裂纹骨折。不拍 X 线片可能比只拍一个平面的 X 线片还要好，后者常给人一种虚假的错觉，常常会误导临床治疗。

髋关节损伤与肩关节损伤也必须拍摄前后位和侧位两张 X 线片。股骨颈的骨折，骨折有严重的成角与移位，但在前后位 X 线片上并不一定能显示出来。而在肩关节，最常见的一种移位是肱骨外科颈骨折的向前成角或移位，这在前后位 X 线片上是看不出来的。

3. 注意照片拍摄范围

四肢骨干应至少包括上下一个关节，前臂及小腿骨折最好拍全长（包括上下两个关节）。有些骨折，如腕舟骨骨折、跖骨疲劳骨折、腰椎横突骨折和股骨颈嵌插骨折等，伤后立即照片可能显示不出骨折线，需在2~3周后复照一次（此时断端骨质吸收而显影）。儿童四肢靠近骨骺的损伤不易确诊，应拍健侧肢体对照，以免漏诊。

（二）电子计算机断层扫描（CT）

一些结构复杂的骨与关节损伤，常规的 X 线片上难以显示那些隐蔽的骨折，或难以真实反映骨折的移位程度及周围重要结构的关系，此时需使用 CT 检查。如对于常规 X 线片上难以显示的椎体及附件的纵裂骨折、突入椎管内的椎体骨片等，在 CT 片上可清晰显示；骨盆骨折在 CT 片上可清晰显示骨折的移位情况及是否有骶髂关节的脱位或半脱位；髋关节脱位常合并髋臼与股骨头的骨折，这在常规 X 线片上难以显示，CT 检查则可发现这些骨折以及骨折片的位置，是否在关节腔内；胫骨平台的骨折多属于垂直压力损伤，如临床高度怀疑骨折而 X 线片结果为阴性时，CT 检查具有很高的诊断价值；跟骨的骨折行 CT 检查，可清晰显示跟距关节及跟舟关节的损伤情况。

（三）MRI 检查

MRI 检查图像的特点是高对比度，能够较好地反映解剖结构和组织特点，可任意方位断层。有些隐匿性骨折、骨骺损伤和骨折合并韧带损伤等，采用 MRI 检查能够获明确诊断。MRI 检查应用于脊柱骨折合并脊髓神经损伤的意义较大，能够比较清楚反映骨折块对脊髓的损害情况，如脊髓水肿和出血等。MRI 检查无辐射损伤，但身体有金属内置物者禁用，或判断其性质及部位是否影响诊断。

（四）放射性核素显像

放射性核素显像是将可以被骨骼和关节浓聚的放射性核素或标记的化合物注入人体后，通过扫描仪或 γ 照相仪探测，使骨骼和关节在体外显影成像的一种诊断技术。

骨骼内存在的羟基磷灰石结晶和未成熟的骨母质，与骨显像剂具有亲和能力，或进行离子交换（如^{85}Sr、^{18}F），或进行吸附与结合（如^{99m}Tc或^{113m}In标记的磷酸化合物）。由于这些物质具有放射性，故能使骨骼显像，且分布与骨代谢活性相一致。当骨骼有病变时，会发生骨质破坏及骨质修复两种改变，使放射性显像剂在病灶部位相对减少形成"冷区"或沉积增加形成"热区"。根据体内各部位放射性核素分布的情况，可以了解各部位的解剖结构及其功能变化。全身骨骼均可进行扫描，骨伤科常利用放射性核素显像协助诊断骨骼系统疾病。用放射性核素显像来检查骨骼系统疾病，可提高诊断阳性率，并且具有早期诊断的价值。

放射性核素显像在骨伤科的应用：

1. 骨骼系统疾病

^{99m}Tc磷酸盐是亲骨作用强、血液清除率快的显像剂，由于骨骼摄取量高，所以骨骼显像清楚。它最大的优点是比X线检查早3~6个月发现病灶，其阳性发现率比X线检出率高25%。全身骨骼均可进行扫描，可见颅骨、脊柱、骨盆、肩、肘、膝、踝等均浓聚有放射性核素，肋骨亦见有散在点状分布的核素。用此核素来检查骨骼系统疾病，阳性率较高。

2. 原发性恶性肿瘤

放射性核素显像对诊断原发性骨肿瘤无特异性，但恶性骨肿瘤对核素聚集度较高。核素骨显像对原发性骨肿瘤的应用价值主要是确定放射治疗的照射野、截肢范围和活检定位。因为显像的病灶范围一般比X线所见的范围大，灵敏度高。

3. 骨转移灶

放射性核素显像可比X线检查提前3~6个月发现转移病灶。因此，被确诊癌症的患者，应定期进行全身骨骼显像，以便及时随访确定有无早期骨转移。

4. 骨病

诊断创伤性和非创伤性股骨头无菌性坏死，早期表现为股骨头局部出现放射性减低区或缺损区，坏死中期在缺损区周围出现不同程度的放射性浓聚反应，坏死晚期整个股骨头呈放射性浓聚区。早期诊断急性血源性骨髓炎，并通过核素血管动态造影和延迟显像对骨髓炎和蜂窝织炎等疾病进行鉴别诊断。另外，对各种骨代谢疾患，如原发性或继发性甲状旁腺功能亢进、骨质软化病、骨髓纤维化病、骨关节炎等，均可用以进行诊断。

5. 移植骨的血液供应及存活情况

要了解吻合血管是否通畅虽可进行 X 线血管造影术，但吻合的血管内膜异常敏感，碘油造影容易引起血管痉挛，而使用核素造影则无此危险。可在手术后 10 天左右进行，如血运畅通，或移植骨有代谢能力时，就会在该处出现浓聚区。

此外，骨伤科的临床检查还应根据骨伤病具体情况，选择采用实验室、肌电图、神经诱发电位、超声波、关节镜和病理等检查，以辅助诊断或明确诊断。

第六节　骨折的并发症

骨折发生的同时，可并发全身和局部损伤，若不及时发现或处理不当，会影响治疗效果甚至危及患者生命，因此应特别注意预防和及时正确处理。

一、早期并发症

1. 创伤性休克

休克是骨创伤最常见的并发症，严重创伤如多发骨折、骨盆骨折、脊柱脊髓损伤、肢体严重的碾挫伤和毁损伤、火器伤、大血管损伤等，常易引起创伤性休克，发生率可高达 50%。创伤性休克不只是严重外伤明显大出血引起的循环迅速减少的低血容量而引起，同时还有剧烈疼痛、紧张恐惧等多种因素，故创伤性休克的病因和病理要比单一的失血性休克复杂得多。创伤性休克持续的时间越长，微循环障碍则越严重，全身组织的低灌注情况及重要组织的缺血缺氧越严重，可继发代谢性酸中毒、重要脏器的功能障碍及凝血机制的障碍，从而引起更加严重的渗血和出血。

2. 感染

开放性骨折如不及时清创或清创不彻底，有发生化脓性感染或厌氧性感染的可能。

3. 内脏损伤

（1）肺损伤：肋骨骨折可合并肺实质损伤或肋间血管破裂，引起血胸或闭合性气胸、开放性气胸、张力性气胸、血气胸。

（2）肝、脾破裂：暴力打击胸壁下段时，除可造成肋骨骨折外，还可发生肝或脾破裂，特别在有脾肿大时更易破裂，形成严重内出血或休克。

（3）膀胱、尿道、直肠损伤：耻骨和坐骨支同时断裂时，容易导致后尿道损伤。若此时膀胱处于充盈状态，则可被移位的骨折端刺破，这种膀胱损伤多为腹膜外损伤。骶尾骨骨折还可并发直肠损伤。

4. 重要血管损伤

多见于严重的开放性骨折和移位较大的闭合性骨折。如肱骨髁上骨折伤及肱动、静脉，股骨髁上骨折伤及腘动、静脉，胫骨上段骨折伤及胫前或胫后动、静脉。动脉损伤可有下列几种情况：

（1）开放性骨折合并动脉破裂则鲜血从伤口喷射流出。

（2）由于骨折压迫或刺伤可发生血管痉挛，使血流不畅或完全不通，导致血栓形成。

（3）动脉被骨折端刺破，形成局部血肿，后期可形成假性动脉瘤，若动、静脉同时被刺破，可形成动、静脉瘘。重要动脉损伤后，肢体远侧疼痛、麻木、冰冷、苍白或发绀、脉搏消失或减弱。

5. 神经损伤

（1）脊髓损伤：多发生在颈段和胸、腰段脊柱骨折、脱位时，造成脊髓损伤，可以出现损伤平面以下的不同程度的瘫痪。

（2）周围神经损伤：较多见的有上肢骨折可能损伤桡神经、正中神经和尺神经。腓骨头、颈骨折时，腓总神经常同时受伤，髋臼后缘骨折合并股骨头后脱位时可能损伤坐骨神经。

6. 脂肪栓塞综合征

脂肪栓塞综合征是创伤、骨折后脂肪滴进入血液循环所引起的全身性严重并发症。进入血液的脂肪滴与组织碎片，在伤后血流变异常的条件下，与血细胞、血小板等有形成分和纤维蛋白复合形成栓子，造成肺和全身微循环的广泛栓塞，引起以明显的低氧血症和脑症状为特征的一系列临床表现。进入肺部的脂肪栓子，通过物理性栓塞和游离脂肪酸的化学性损害，可以造成典型的脂肪栓塞综合征。常见病因有骨折，特别是多发性骨干骨折；粗暴的闭合复位；严重的软组织损伤。

7. 骨筋膜室综合征

主要是指四肢的肌肉和神经都处于由筋膜形成的筋膜室之中，如因其体积变小或容积变大，导致其中的压力增加时，会引起血液循环障碍及组织功能丧失，最后导致肌肉坏死、神经麻痹，严重时可因肌红蛋白尿而引起肾功能衰竭而死亡。常见部位是前臂及小腿。筋膜室是由骨、肌间隔、骨间膜、深筋膜共同围成的有限闭合空间，如果患者肢体近侧大血管受到损伤或者栓塞，或因敷料包扎、石膏筒及小夹板缚扎过紧，小腿肌疝修补手术筋膜缝合过紧等以及肢体严重挫伤、粉碎骨折、挤压伤、骨折严重错位、筋膜室内大血肿等引起骨筋膜室综合征者。偶见因长途疲劳行军或剧烈运动，造成小腿肌肉严重损伤、肿胀、渗出而引起者。这可形成室内压力升高，进而形成缺血水肿—室内压升高—更严重缺血的恶性循环。神经受压缺血 30 分钟即发生明显的功能障碍，缺血 12～24 小时发生不可逆变性。肌肉缺血 2～4 小时发生功能障碍，8～12 小时即发生变性、坏死。肌肉缺血坏死轻者将遗留缺血性肌挛缩，重者将发生与挤压综合征相同的病理过程。严重的晚期患者可合并发生全身性紊乱、休克甚至急性肾功能衰竭而危及生命。

二、中晚期并发症

1. 坠积性肺炎

主要发生在长期卧床后。但在骨折早期，尤以高龄病例伤后不敢活动者，亦可于骨折后 1～2 日发生。原因：卧床后胸部活动受限，以致肺泡得不到充分扩张，加之卧床体位下的毛细支气管内之分泌物难以向外引流，继而进一步加剧或引起肺小叶不张，并为呼吸系统内之病原菌生长创造了条件。如患者年迈体弱，或因疼痛而不敢咳嗽，或是呼吸道原有慢性炎症存在，则病情发展更为迅速。

2. 缺血性肌挛缩

这是骨筋膜室综合征产生的严重后果。上肢多见于肱骨髁上骨折或前臂双骨折，下肢多见于股骨髁上或胫骨上端骨折。上、下肢的重要动脉损伤后，血液供应不足或因包扎过紧超过一定时限，前臂或小腿的肌群因缺血而坏死。神经麻痹，肌肉坏死，经过机化后，形成瘢痕组织，逐渐挛缩而形成特有的畸形——爪形手、爪形足，可造成严重的残废。

3. 压疮

长期卧床患者由于局部压力集中且受压过久可引起局部皮肤及深层软组织的变性、坏死，形成疮面，谓之压疮。多见于脊髓损伤的患者，此外，偏瘫、高龄伴有髋部及下肢骨折、长期卧床，或行骨牵引者亦常见。

压疮好发于骨骼隆突部，如骶尾部、股骨大粗隆、足跟、髂前上棘、肩胛部及枕外隆起部位。

发生压疮除了患者感觉障碍、活动不便或强迫体位（如牵引下）、局部软组织液循环差等客观因素外，护理不当是主要原因，患者的一个部位在连续压迫 2 小时以上就可以形成压疮。少数情况下也可因烫伤、感染、摩擦引起。

细菌不是引起压迫性溃疡的原因，但可进一步引起组织破坏和延迟愈合，低氧或缺氧引起淋巴回流受阻。需氧菌、厌氧菌及其产生的废物在此积累，引起感染和菌血症，使组织破坏加重。

规范细致的护理是预防压疮的根本措施。应定时翻身，一般 2 小时左右翻一次，注意保护患者身体皮肤及床单的清洁、干燥。对于易受压的骨性突出部位，可进行轻柔按摩，以促进局部血液循环，同时可选择柔软物将其垫起，以减缓局部压力，有条件者可选用自动换气垫，使受压部位定时轮番更替、减轻护理负担。在病情允许的情况下，应鼓励患者早期或定时翻身，对于痉挛型截瘫患者，特别伴有髋关节屈曲内收畸形时，因肢体经常出现不规则的抽动，两侧关节接触侧应垫好，以防止相互摩擦。对于下肢骨折后行骨牵引，或其他部位骨折不便翻身者，以定时对受压部位进行手法按摩，并注意保持长期受压部位的清洁及干燥。

Ⅰ度及Ⅱ度压疮以保守治疗为主。此时首先应减轻或避免局部受压，增加翻身次数，应用气垫将受压部垫起等。

对于Ⅲ度及Ⅳ度压疮的治疗，以手术为主。在全身支持疗法，有效的抗感染手段支持下，用局部转移皮瓣的办法，消灭创面。

4. 尿路感染及结石

骨折长期卧床或合并截瘫者，长期留置导尿管，若处理不当，可引起逆行性尿路感染，发生膀胱炎、肾盂肾炎等。故要在无菌条件下，定期更换导尿管和冲洗膀胱，并鼓励患者多饮水，保持小便通畅。

5. 损伤性骨化（骨化性肌炎）

关节内或关节附近骨折脱位后，因损伤严重、急救固定不良、反复施行粗暴的整复手法和被动活动，致使血肿扩散或局部反复出血，渗入被破坏的肌纤维之间，血肿机化后，通过附近骨膜化骨的诱导，逐渐变为软骨，然后再钙化、骨化。在 X 线照片上可能见到骨化阴影。临床上以肘关节损伤容易并发，常可严重影响关节活动功能。

6. 创伤性关节炎

关节内骨折整复不良或骨干骨折成角畸形愈合，以致关节面不平整或关节面压力状况改变，可引起关节软骨面损伤，形成创伤性关节炎。

7. 关节僵硬

严重的关节内骨折可引起关节骨性僵硬。长期外固定可使关节周围软组织粘连和肌腱挛缩，而致关节活动障碍。因此，对关节内骨折并有积血者，应尽量抽净。固定的范围和时间要恰到好处，并早期进行关节的练功活动。

8. 缺血性骨坏死

骨折端的血供障碍可发生缺血性骨坏死。以股骨颈骨折并发股骨头坏死、腕舟骨腰部骨折并发近侧段坏死为多见。

9. 迟发性畸形

少年儿童骨骺损伤，可影响该骨关节生长发育，日后逐渐

（常需若干年）出现肢体畸形。肱骨外髁骨折可出现肘外翻，尺神经受牵拉而出现爪形手畸形。

在治疗骨折时，对这些并发症应以预防为主，如果已经出现则应及时诊断和妥善治疗，这样，大多数并发症都是可以避免或治愈的。

第七节　骨折的现场急救

骨折急救的目的是用简单而有效的方法抢救患者生命、保护患肢，安全而迅速地运送，以便获得妥善的治疗。

（一）抢救生命

凡有可疑骨折的患者，均应按骨折处理。首先抢救生命，如患者处于休克状态，应以抗休克为首要任务。对有颅脑复合伤而处于昏迷中的患者，应注意保证呼吸道通畅。

（二）创口包扎

开放性骨折创口多有出血，用绷带压迫包扎后即可止血。在有大血管出血时，可用止血带止血，应记录开始的时间。若骨折端已戳出创口，并已污染，但未压迫血管神经时，不应立即复位，以免将污物带进创口深处，可待清创术后，再行复位。若在包扎创口时骨折端已自行滑回创口内，则务必向负责医师说明。

（三）妥善固定

妥善固定是骨折急救的重要措施。凡疑有骨折者，均应按骨折处理。闭合性骨折者，急救时不必脱去患肢的衣裤和鞋袜，以免过多地搬动患肢，增加疼痛。若患肢肿胀严重，可用剪刀将患肢衣袖和裤脚剪开，减轻压迫。骨折有明显畸形，并有穿破软组织或损伤附近重要血管、神经的危险时，可适当牵引患肢，使之变直后再行固定。

骨折急救固定的目的：①避免骨折端在搬运过程中对周围重要组织，如血管、神经、内脏的损伤；②避免骨折端的活动，减轻患者疼痛；③便于运送。固定可用特制的夹板，或就地取材用木板、木棍、树枝等。若无任何可利用的材料时，上肢骨折可将患肢固定于胸部，下肢骨折可将患肢与对侧健肢捆绑固定。

（四）迅速转运

患者经妥善固定后，应尽快地转运至就近的医院进行治疗。

第八节　骨折的治疗原则

骨折的治疗原则为复位、固定和功能锻炼。

一、骨折复位

骨折复位是将移位的骨折段恢复正常或接近正常的解剖关系，重建骨骼的支架作用。复位是治疗骨折的首要步骤，也是骨折固定和功能锻炼的基础。早期正确的复位，是骨折愈合的必要条件。

1. 复位标准

1）解剖学或接近解剖学复位：骨折经复位后，矫正各种畸形，也就是对位（指两骨折端断面的接触）和对线（指两骨折段在纵轴线的关系）完全良好，恢复解剖结构的正常形态，称为解剖学复位。有些骨折经复位后仅次于解剖学复位标准，而骨折愈合后，经过一定时间的自然修复不遗留任何骨折痕迹，称为接近解剖学复位。对每一个骨折的复位应争取达到解剖学或接近解剖学复位。对关节内及邻近骨折更应达到解剖学复位，其功能才能不受影响。

2）功能复位：由于各种原因，未能达到解剖复位，但骨折愈合后对肢体功能无明显影响者，称功能复位。

复位的要求：

（1）骨折端的旋转、分离必须完全矫正。

（2）肢体短缩在成人不超过1 cm，儿童不超过2 cm。

（3）长管状骨横形骨折，骨折端对位至少达1/3，干骺端骨折至少应对位3/4。

（4）下肢管状骨向前、后成角不超过10°，儿童不超过15°，不允许向侧方成角，否则可引起相邻关节疼痛和创伤性关节炎。前臂双骨折则要求对位、对线均好，否则会影响前臂旋转功能。

（5）要尽早复位。复位前要充分了解患者全身情况、骨折移位情况和肢体局部肿胀严重程度，然后选用适当的方法。如果伤肢肿胀严重，皮肤发生水疱或血运不佳，可将患肢抬高或置于支架上，待消肿后（在1周内）及时进行复位。

2. 复位方法

骨折复位方法有两类，即手法复位（又称闭合复位）和切开复位。

1）手法复位：应用手法使骨折复位，称为手法复位。大多数骨折均可采用手法复位的方法矫正其移位，获得满意效果。进行手法复位时，其手法必须轻柔，并应争取一次复位成功。粗暴的手法和反复多次的复位，均可增加软组织损伤，影响骨折愈合，且可能引起并发症。因此，对于骨折的复位，应争取达到解剖复位或接近解剖复位。如不易达到时，也不能为了追求解剖复位而反复进行多次复位，达到功能复位即可。

手法复位的方法：

（1）对准方向：原则上是将远侧骨折段对近侧骨折段所指的方向，由于近侧骨折段的位置不易改变，而远侧骨折段因已经与其失去联系，可以进行移动，以对准骨折的近侧骨折段。

（2）拔伸牵引：两侧有牵引力及对抗牵引力，使骨折的两端适当分离。在患肢远端，沿其纵轴以各种方法施行牵引，矫正骨折的移位。但同时一定要有对抗的牵引力，否则身体将向牵引力的方向移动，骨折的两端将难以拉开。经施行拔伸牵引后可基本矫正缩短移位、成角移位和旋转移位。

（3）手摸心会：拔伸牵引后，术者用两手触摸骨折部，参考X线显示的移位，确切掌握骨折的局部情况，以便于进行下一步的复位手法。

（4）反折、回旋：横断骨折具有较长的尖齿时，单靠手力牵引不易完全矫正缩短移位，可用反折手法（图2-3）。术者两拇指抵压于突出的骨折端，其余两手四指重叠环抱下陷的另一骨折端，先加大其原有成角，两拇指再用力向下挤压突出的骨折端，待两拇指感到两断端已在同一平面时，即可用反折伸直，使断端对正。

回旋手法可用于背向移位，即背靠背的斜形骨折。首先要断定发生骨折移位时的旋转途径，然后施行回旋手法，按原路回旋回去。如操作中感到有软组织阻隔，有可能是对发生移位的判断不正确，应及时改变途径，使背对背的骨折端变为面对面后，再矫正骨折的其他移位。施行回旋手法不可用力过猛，以免伤及血管、神经。两骨折端间有软组织嵌入时，可用回旋手法解脱。施行反折、回旋手法时，应适当减小牵引力，否则，不易成功。

（5）端提捺正：操作时在持续牵引下，术者两手拇指压住突出的近端，其余四指捏住远侧骨折端，向上用力，即可纠正侧方移位。

内、外侧方移位，可用捺正手法，术者借助掌、指分别按压远端和近端，横向用力挤压，使突者复平。

（6）夹挤分骨：主要用于两骨并列部位发生骨折（尺桡、胫腓、掌骨、跖骨），骨折段因骨间膜或骨间肌肉的收缩而互相靠拢。术者两手拇指及食、中、环三指，由骨折的背掌侧夹挤骨

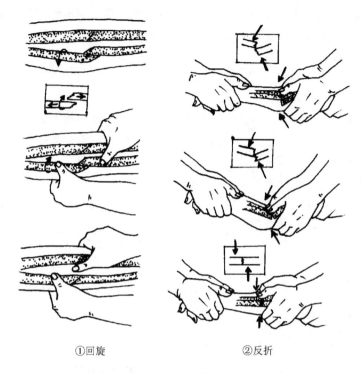

①回旋　　　　　　　②反折

图 2-3　回旋、反折手法

间隙，使靠拢的骨折段分开，使骨间膜紧张，以达到整复目的。

（7）屈伸收展：主要用于矫正近关节部位骨折的成角。因某一折段短小，只有将较短小的骨折段连同其远、近端的肢体共同形成一个整体，在牵引下通过屈伸收展改变肢体的位置，成角才能矫正。

（8）摇摆触碰：在横断骨折复位后，为了检查复位效果，可由术者两手固定骨折部，让助手在维持牵引下稍稍向左、右、上、下摇摆远端，术者双手可感觉到骨折的对位情况，然后沿纵轴方向挤压，若骨折处不发生缩短移位则说明骨折对位良好。

（9）对扣捏合：主要用于矫正严重粉碎性骨折骨折块的移

位。在助手牵引配合下，术者可用双手掌或拇指对捏骨折部肢体四周，使粉碎性骨折的碎片向骨骼的轴心靠拢，恢复骨折骨干的正常轴线。

2）切开复位：在无菌条件下切开皮肤、皮下组织、筋膜、分离肌肉、剥离骨膜、暴露骨折断端，直视下进行复位，并闭合各层组织，称为切开复位。切开复位是将闭合性骨折变成开放性骨折，感染机会多，一旦感染发生，影响骨折的愈合，在临床治疗中应掌握好适应证，另外，有一定的技术和设备条件下才能进行。切开复位的主要适应证有：

（1）有移位的关节内骨折，手法复位不能达解剖复位者，如肱骨外髁翻转骨折。

（2）骨折断端之间有软组织嵌入者，手法不能将嵌入组织解除者。

（3）由于肌肉的牵拉而使骨折断端分离太远，手法不能使之靠拢者，如髌骨和尺骨鹰嘴骨折。

（4）多发骨折，特别是同一肢体多发骨折，复位、固定均较困难，往往需切开复位并同时内固定。

（5）合并血管、神经损伤，需手术探查修复并对骨折复位、固定。

（6）陈旧性骨折，不能手法复位者。

（7）其他经过闭合复位仍未能达到功能要求者。

关于切开复位时机的选择，新鲜骨折一般在 2 周内施行切开复位多无困难，且不延迟骨折愈合。但在某些情况下则应早期施行，如局部皮肤擦伤，延缓时间可能招致感染者，或肢体肿胀将有水疱形成者，特别对于肘部、小腿和踝部均易发生这类情况，以早期手术为宜。

二、固定

1. 外固定

1）夹板固定

（1）夹板固定的作用：骨折复位后，应用压垫、木板、结扎带维持骨折断端对位、对线及控制再移位的因素影响，使骨折在良好位置上愈合。不稳定性骨折配合持续牵引治疗效果更加满意。

①有利关节活动：骨折部位上、下关节一般不被固定，有利关节早期活动，骨折愈合后随之关节功能亦恢复正常。四肢部位的肌肉通过 1~2 个关节，当关节屈伸活动时，肌肉收缩力增大，发挥肌肉的"内固定"作用。关节内或关节附近骨折进行超关节固定，将附近的一个关节固定在一定位置，限制易引起骨折再移位方向活动。如伸直型肱骨髁上骨折，将肘屈曲 90° 位固定，可进行主动屈肘活动、防止伸肘活动。

②控制肢体旋转：肢体旋转活动可引起骨端的再移位。如前臂附有旋转肌群，前臂内旋可引起骨折再移位，可利用分骨垫使骨间膜紧张，将前臂置于中立位，有效地控制旋转活动。

③防止或矫正成角畸形：骨折处成角畸形的发生，是因肢体两侧肌群拉力不平衡，拉力强大的一组将骨折断端拉弯曲突向对侧。利用三点压垫法和木板挤压作用，可防止或矫正成角畸形。

④防止侧方移位：按原移位方向，在骨折端放置两点压垫，应用垫和木板两点挤压作用，可有效地控制和矫正轻度的侧方移位。

⑤纵向挤压（防止断端分离）：局部外固定后，恢复肌肉拉力协调作用，合理地练功，肌肉沿骨干纵轴收缩，使远折端断面向近折端断面靠拢挤压，有促使骨折愈合作用。如股骨干骨折外固定后，就开始练习股四头肌收缩，断端产生生理的挤压力，促

进骨折愈合。

（2）夹板固定的范围：可分为超过关节固定和不超关节固定两种。不超关节固定，骨折部位的上、下关节不被固定，便于及时练功活动关节，又不妨碍肌肉纵向收缩。如胫骨干中1/3骨折，夹板上、下端不超过膝、距小腿关节固定。只是固定骨折相邻的一个关节。如伸直型肱骨髁上骨折，夹板下端过肘关节，将肘关节屈曲90°固定。

（3）夹板固定的指征：①四肢闭合性管状骨骨折。股骨骨折因大腿的牵拉力太大，常要结合持续的牵引力；②四肢开放性骨折，创面小，经处理后创口已经愈合者；③陈旧性四肢骨折适合于手法复位者。

（4）夹板固定的注意事项

伤肢位置的处理：外固定后伤肢位置处理恰当，有协同夹板固定作用，防止骨折再移位的发生。如锁骨骨折用"8"字绷带固定后，前臂悬挂胸前，伤肢轻度后伸位，卧床时卧位肩胛区垫高保持双肩部伸展。若外展型肱骨外科颈骨折，伤肢保持下垂或稍内收位，内收型骨折则伤肢保持外展，平卧时将肘后垫高使肩稍前屈，防止骨折向前成角。若前臂桡、尺骨骨折中立位或稍后旋位肘屈90°悬挂于胸前，股骨干中1/3以上部位骨折，伤肢应外展、膝屈曲位，躯干向患侧倾斜，继续保持远折端服从近折端放置。股骨髁上骨折固定后，膝关节屈曲90°放置，松缓腓肠肌和后方关节囊对远折端的牵拉。移动患者时扶持好伤肢；下肢骨折患者因麻醉作用未消失，肌肉处于麻痹无力状态，患者失去控制伤肢能力，这时搬动患者或移动伤肢，必须用手托起远端肢体，防止因机体重力或旋转力而致骨折再移位。

抬高患肢：夹板固定以后，需将伤肢末端尽量抬高超过心脏水平位，有利静脉、淋巴液回流，加强局部血液循环，伤肢肿胀消失得快。如伤肢前臂骨折，卧位时前臂依托胸侧或悬吊。下肢用软枕或下肢支架托起，在不影响骨折移位情况下尽量将足端抬高。

观察肢端血运及感觉情况：骨折复位固定后，还要继续肿胀，常是由于在复位过程中造成软组织损伤，静脉受压引起局部损伤反应，木板内压力增高，伤肢末端循环不通畅；或者有重要血管及神经通过骨折部位，可能在复位中造成损伤，应注意观察。如在伤肢远端处出现剧痛，牵拉伸指痛，或肤色发绀或苍白、发凉、疼痛难忍、动脉搏动减弱或消失，是肢体远端供血不良或丧失的表现，可能是结扎力过紧或血管损伤，松解结扎带后仍不缓解表明动脉损伤，或损伤性血管痉挛，应及时寻因处理。如在肢端无血循环障碍改变，逐渐发生针刺样疼痛、麻木感觉，是神经被固定物压迫受损伤。

调整结扎带：保持结扎带松紧恰当是夹板固定治疗骨折的成功关键。可根据肢体局部肿胀发展及消退，来调整松紧度。一般在固定后第 1 周内血肿逐渐有发展，应每日稍放松一点结扎带，保持有 1 cm 的活动度，第 2 周开始肿胀逐渐减轻，随肿胀的消退而结扎带变松，应及时紧缩为适度。

注意夹板内压垫及该部位疼痛：在木板内压垫位置及骨突出处有剧痛发生，应及时解开夹板，检查处理，防止形成压垫伤，压垫伤如压疮性质一样，皮肤全层坏死，深达筋膜或骨骼，愈合较慢。若在木板端出现疼痛，是板端压迫所致，多因板端边缘锐利，或木板较长，练功时阻碍关节屈伸，亦可造成压迫伤。

检查骨折对位情况：听骨传导音，测量伤肢长度，注意伤肢远端旋转度（即内旋、外旋）变化。

要定期应用 X 线透视或拍片检查。骨折在最初 2 周内，易再移位。尤其对不稳定性骨折更应注意，一般在最初 2 周内透视一次，床头拍片一次，如有移位应及时手法矫正，2 周以后再移位机会较少，易出现成角改变，注意肢体轴线是否正常，第 4 周应拍片观察骨痂形成情况。在夹板固定期间的初级阶段，情况正常时不要随意解开夹板检查，防止再移位发生。

指导和督促患者练功活动：骨折复位夹板固定后即开始练功。需向患者讲清练功对骨折治疗的作用及伤肢恢复的好处。注意对骨折愈合不利的活动，指导患者骨折不同阶段选用不同的练功方法，每日应督促检查练功姿势。在练功中出现的正常反应，及时讲解清楚，打消顾虑，取得患者与医生的合作，共同完成治疗任务。

伤肢肿胀：骨折初期伤肢肿胀是损伤性反应结果。损伤组织出血，体液外渗至组织间隙。部分静脉或淋巴管破损，血液回流受阻。伤肢功能丧失，肌肉收缩功能障碍，引起血液循环的"水泵"作用不够。在复位时暴力过大，继发性组织损伤，固定过紧，造成压迫性血流障碍。虽然有原发和继发性损伤肿胀，但可经过活动和抬高患肢使肿胀消失。

晚期伤肢肿胀，主要在下肢表现明显，在去掉牵引和下床后发生。其原因为床上练功不好、肌力收缩力弱，对静脉瓣挤压作用差，血液回流不畅。继续坚持练习会逐渐减轻，最后肿胀消失。临床表现离床活动后，晚间小腿及足踝出现凹陷性肿胀，卧床休息一夜之后，次日清晨则肿胀消失明显，经过周而复始的练习可以完全消失，恢复正常。

2）石膏绷带：用无水硫酸钙的细粉末撒布在特制的稀孔纱布绷带上，做成石膏绷带。经水浸泡，无水硫酸钙吸水结晶后，其晶体呈长条形，互相交织，十分坚固。将石膏绷带浸水后，缠绕肢体数层后做成管形石膏；或者先用石膏绷带做成多层的石膏托，浸水后贴于相应的肢体处，用普通绷带外缠绕后石膏绷带将凝固成坚硬的硬壳，对骨折肢体起到有效的固定作用。其优点是能够根据肢体的形状而塑形，因而固定作用确实可靠。其缺点是无弹性，又不能随时调节松紧度，也不适于使用固定垫，故固定范围较大，要超过骨折部位的上、下关节，使这些关节在骨折固定期内无法进行活动锻炼。如不注意加强被固定肢体的舒缩活动，拆除石膏绷带后，可有关节僵硬等后遗症，妨碍患肢功能迅速恢复。

石膏绷带外固定的指征如下：

（1）开放性骨折经清创缝合后，无法内固定时，创口尚未愈合时，软组织不宜受压，不适合用小夹板外固定。

（2）少数骨、关节手术后，如小儿骨折接近骨骺时，不适宜用内固定物时，用克氏针固定不牢时。

（3）矫正畸形后，为了维持其位置，要用石膏绷带塑形，才可达到矫形和固定的目的。

（4）治疗化脓性骨髓炎、关节炎，用石膏绷带固定患肢，有助于控制炎症。

3）外展架：将铅丝夹板、铝板或木板制成的外展架用石膏绷带包于患者胸廓侧方后，将肩、肘、腕关节固定于功能位。当患者站立或者卧床时，均可使患肢处于抬高的位置，将有利于消肿、止痛、控制炎症。有时还可以在外展架上进行持续的皮牵引。

应用指征如下：

（1）肿胀较重的上肢闭合性损伤。

（2）肱骨干骨折合并桡神经损伤且不具备条件进行手术探查时。

（3）有分离移位的肱骨干骨折，手法复位、小夹板固定后，还可结合外展架固定。

（4）臂丛神经牵拉伤时，无手术指征时。

（5）严重的上臂或前臂开放性骨折。

（6）肩胛骨骨折，不接受手术时。

（7）肩、肘关节化脓性关节炎。

（8）肩、肘关节结核。

2. 牵引复位固定

主要用于手法复位困难、外固定不稳定的股骨干或胫骨斜形骨折，以及开放性骨折需要换药者。持续牵引，一靠对抗肌力来纠正短缩移位；二靠被拉紧的肌肉的侧向用力以纠正侧方移位；三靠牵引力线维持骨折段于力线上，故能起到复位与固定的双重作用。

1）牵引方法：有骨牵引及皮牵引两种。

（1）皮牵引：皮肤牵引多用于急救或暂时固定，皮肤牵引的力量通过浅、深筋膜和肌间膜传至骨骼，如果牵引重量过大可以损伤皮肤，皮肤牵引的最大重量一般不超过 5 kg，皮肤牵引的时间一般不超过 6 周。方法：牵引部位备皮。橡皮膏应尽可能避免置于骨突出部位，如果必须使用，骨突起部位垫以棉花和纱布。将宽度适合的扩张板粘在长度合适的橡皮膏中央，将扩张板两侧的橡皮膏贴在肢体上、橡皮膏外缠绷带。患肢置于牵引装置上以减轻水肿和防止足跟压迫起水疱，挂上牵引砣。

（2）骨牵引：主要用于成人大重量牵引或肢体有伤口、水疱不适用皮牵引者。

2）牵引注意事项：牵引时要根据情况随时调整牵引重量，应在 3 天内骨折复位，矫正畸形。3 天后的牵引，多起固定和维持作用，至骨折愈合。此外，要经常测量肢体长度和进行床边 X线检查，了解骨折对位情况，防止过度牵引，并注意患肢的血液循环。

3. 内固定

1）内固定的材料和方法：包括髓内钉、螺丝钉钢板、不锈钢针等内固定。固定方法和材料需根据骨折部位和类型选择。多数内固定手术后尚须外固定。内固定可通过切开整复或在 X 线透视下闭合整复进行。由于切开复位和内固定手术时，软组织和骨膜受到损伤，影响骨折愈合，且增加感染机会，并需二次手术取出内固定，故应严格掌握适应证。

2）内固定的各种并发症

（1）骨折延迟愈合或不愈合：因切开复位必须分离一定的软组织和骨外膜，可以减少骨折部的血液供应；髓内钉内固定还可损伤髓腔内血液供应，均可导致骨折延迟愈合，甚至不愈合。内固定器材质量不佳者，可因生锈和电解作用，发生无菌性炎症，亦可导致骨折延迟愈合，甚至不愈合。

（2）骨感染：骨折周围的软组织受暴力作用后已有严重损伤，切开复位将增加软组织损伤，致使局部抵抗力降低。若无菌技术操作不严格，易于发生感染，引起化脓性骨髓炎。

（3）关节及周围组织粘连：关节活动障碍甚至僵直。

（4）内固定失败：骨固定器材规格选择要求严格，如有选择不当，不仅可在术中发生困难，而且在术后可发生内固定物弯曲变形、折断、松动或脱出而导致内固定失败。

诚然，切开复位内固定在骨折治疗中占有十分重要的位置，但若一旦发生并发症，其后果将是十分严重的。因此，在骨折治疗方法的选择上应是严谨的。手术应遵循这样的原则：即采用非手术疗法能取得同样效果的，应首选以非手术疗法为宜。对于骨折，人们应做那些非做不可的手术，而不是做那些你想做和能做的手术，要根据患者的具体情况，结合技术设备条件，慎重选择治疗方案，严格掌握手术适应证。

3）内固定的种类

（1）缝合线内固定：缝合线包括金属线、锦纶线、丝线等。髌骨骨折、尺骨鹰嘴骨折、肱骨内外髁骨折、胫骨棘骨折常用缝合线固定。

（2）钢针内固定：主要用于短小骨的骨折或近关节的骨折，如掌骨骨折、指骨骨折或跖骨骨折、趾骨骨折、肱骨内外髁骨折。

（3）螺丝钉内固定：主要用于关节内骨折的固定和管状骨的斜形骨折，固定螺钉应当与骨干垂直，手术后需要外固定。

（4）髓内针内固定：主要用于较大的骨折，如股骨、肱骨、尺骨、桡骨及胫骨的横断骨折和螺旋骨折。根据髓内针的形态可分为 V 形针、三角针、梅花针、圆形针、四边形针等。

（5）钢板螺丝钉内固定：适用于骨干骨折。钢板应当够长，骨干直径大的，钢板应当相应的长些。骨折线的两端最好各有 3 枚以上螺钉，螺钉方向应当与骨干垂直，以穿透两侧皮质为度。

（6）特用内固定钉：如股骨颈骨折用的三翼钉、加压螺丝钉，转子间骨折用的鹅头钉、Jeweet 钉、Ender 钉 PFNA，以及各种特异接骨钢板和带线锚钉等。

三、练功

临床实践证明，伤肢关节活动与全身功能锻炼对损伤部位有推动气血流通和加速祛瘀生新的作用，可改善血液与淋巴液循环，促进血肿、水肿的吸收和消散，加速骨折愈合，使关节、筋络得到濡养，防止筋肉萎缩、关节僵硬、骨质疏松，有利于功能恢复。目前练功疗法在骨伤科临床中已普遍应用，并被列为骨折及颈、肩、腰、腿等部位筋伤治疗的基本方法之一。

1. 练功的原则

（1）练功的活动应以不加重局部组织的损伤为前提。加强有利的活动，避免不利的活动。如骨折的练习是在不影响骨折固定的前提下，为了骨折的迅速愈合而进行的。因此，应根据骨折的具体情况，对有利于骨折愈合的活动（如使骨折断端紧密相接）应加以鼓励；对骨折愈合不利的活动（如使骨折端旋转、成角、分离）须严加防止。

（2）练功的活动应以恢复和增强肢体的固有生理功能为中

心。上肢的各项活动要以增加手的握力和前臂的旋转功能，肘部屈伸功能为中心；下肢以增强其负重步行能力为中心。

（3）练功的活动应以徒手锻炼、主动锻炼为主，以器械锻炼、被动锻炼为辅。功能的恢复是骨科治疗的一项重要任务，而肢体功能的恢复必须通过患者的主动锻炼才能获得，任何治疗都无法代替，只能辅助或促进主动锻炼。这是因为，功能的发挥必须由神经支配下的肌肉运动来带动关节和肢体，只有主动锻炼才能恢复肌肉张力，防止肌肉萎缩，协调肌群运动。主动锻炼是由患者自己掌握的，一般不易过度而发生损伤。而被动活动则不然，若有操作不当可造成患肢新的损伤，甚至新的骨折。

2. 练功的作用

（1）加速骨折愈合：骨折后进行局部和全身功能锻炼可以促进血液循环，有利于骨折的愈合。骨组织由骨细胞、骨基质以及胶原纤维和钙盐组成，它和其他组织一样，不断地破坏和新生，其代谢过程非常活跃。在正常人，这种代谢受肢体局部及全身功能活动的影响，保持平衡状态。影响骨折愈合的因素是多方面的，但最根本的因素是局部的血液供应。骨折愈合是一个连续的过程，一面破坏清除，一面再生修复。功能锻炼活动有利于增加局部的血运，血运不仅回收骨折局部的代谢产物，而且带来了成骨过程中所必需的氧和其他物质。在氧供充足的条件下，骨折局部的间叶组织细胞分化成骨细胞的数量增多，成骨细胞形成骨基质及其钙化亦可得到保证，新生骨即能迅速形成。另外，功能锻炼对骨折端以持续性生理压力，可以促进骨组织增生，加速骨折愈合。中西医结合采用小夹板、压垫固定四肢骨干骨折，患者进行主动的功能锻炼，早期适当负重，在骨折端之间产生周期性应力刺激，有利于骨痂的形成及新骨力线的调整。

（2）促进伤部肿胀的消退：损伤之后，由于组织出血，体液渗出，局部发生瘀血、肿胀、疼痛。及时功能锻炼可以发挥肌

中医正骨疗伤法

肉对血液循环的"水泵"调节作用，改善肢体软组织和骨内血液循环，促进瘀血肿胀的吸收和消散，疼痛亦随之缓解。

（3）防止肌肉萎缩：骨折治愈后，而伤肢肌肉消瘦无力。其主要原因就是受伤固定后，伤肢功能活动不良，血液循环不畅，肌肉得不到营养，故称失用性肌萎缩。伤肢骨质因长期被固定而活动不利，引起骨质疏松改变，称失用性骨萎缩。如果复位固定后，即开始伤肢或全身性功能活动，促进全身和局部气血旺盛，增强新陈代谢，可避免发生或减少肌肉和骨萎缩的程度。

（4）促进关节功能的恢复：骨科疾病常因失治、误治或关节的长期制动而引起筋的挛缩和粘连，致使关节的主动活动和被动活动受限而出现关节功能障碍，甚至强直。关节囊的挛缩是造成关节功能障碍的主要原因。关节附近的血肿的机化，在关节周围各层组织之间形成的瘢痕组织的粘连，亦可引起关节功能障碍。当病变位于某一关节时，为了防止关节功能障碍或恢复关节的正常功能，只有通过局部关节功能锻炼活动，才是保证关节功能恢复的最理想的办法。

（5）防止骨质疏松：骨质疏松的原因是多方面的，但损伤后患者骨质疏松最主要的原因是由于受伤肢体长期的固定和缺乏活动锻炼所致。在维持骨的正常结构方面，肌肉张力及机械性负荷均起重要作用，尤其是肌肉张力起着更为重要的作用。当肢体长期制动和废用时，骨钙和体液钙与血浆钙之间的交换即发生负平衡，日久可导致全身及局部性骨质疏松。这种失用性骨钙丢失在肢体采用石膏制动及坚强固定时表现得尤为突出。因此，加强功能锻炼则是增强骨质代谢和防止骨质疏松的最有效的措施。

（6）有利于伤残患者重新获得生活和工作能力：机体创伤或某些骨关节疾患后，由于肢体的残缺、功能障碍而致患者生活能力和工作能力低下，只有进行功能锻炼，才有可能恢复伤残患者的部分甚至全部的功能。对于伤残患者，可根据伤残的等级，患者的职业特征，功能恢复的可能性，制订出重新获得生活和工作能力的功能锻炼措施。充分发挥伤残患者的主观能动作用，通过功能锻炼疗法，调动肢体固有的生理功能和潜在的功能，是改善和恢复他们日常生活自理能力和劳动能力的有效途径。

3. 练功方法

练功方法是骨折治疗的重要环节，贯穿于整个骨折治疗过程中。通过练功还能提高全身脏器功能，预防并发症（压疮、尿路感染、坠积性肺炎等）的发生。

骨折练功方法：必须由专诊医师根据患者具体的骨折部位及类型、骨折固定方式及状态，来选择适当的练功方案，并在专业指导下进行阶段性练功活动。练功过程中要掌握循序渐进的原则，范围和强度要由小到大，锻炼时间应由短到长。一般临床可以按照骨折三期治疗的步骤结合渐进性的练功。

（1）初期：损伤发生后 1~2 周，骨折局部正处于炎症期阶段，肿胀、疼痛较为剧烈，骨折不稳定容易发生再移位。此期练功的目的是促进血液循环、消除瘀滞及肿胀，练功的主要形式是患肢肌肉做收缩活动，但骨折部上下关节不活动或微活动。练功时宜以健肢带动患肢，练功频率由少到多，时间由短到长，活动幅度由小到大，以患部不痛为原则，切忌任何粗暴的被动活动。例如尺桡骨骨折时，可做手指伸屈活动和上臂肌肉收缩活动，而腕、肘关节不活动，严禁前臂旋转等。

（2）中期：骨折发生 2 周以后经过前期的治疗，患肢疼痛及肿胀基本消退，疼痛逐渐消失，骨折端初步稳定。此阶段练功的目的是加强祛瘀生新、续筋接骨，防止局部筋肉萎缩、关节僵硬等并发症的发生。除继续进行患肢肌肉的收缩活动外，可在专业医生的指导和帮助下逐步活动骨折部上下的关节，可进行正确的被动活动。动作应缓慢，活动范围、运动幅度和力量均应由小到大。例如股骨干骨折，在夹板固定的情况下，可进行主、被动的伸屈髋、膝等活动。

（3）后期：此阶段骨折已获临床愈合，夹缚固定已被解除，但筋骨未坚，肢体功能尚未完全恢复。此时是以尽快恢复患肢关节功能为主要目的。此时练功常取坐位或立位，以加强伤肢各关节的活动为重点，如上肢着重各种精细动作的练习，下肢着重于行走负重训练。练功要求动作有力，活动范围应逐步接近关节生理活动范围，活动次数和活动量应逐渐增加，但以不引起肢体过度疲劳或关节疼痛为原则。部分患者功能恢复有困难时，或已有关节僵硬者可配合按摩推拿、热熨、熏洗、蜡疗等，以协助达到舒筋活络之功效。

四、药物治疗

骨折是由于暴力所致。骨折之处一般可发生瘀血肿胀，如合并脏腑损伤或血管损伤，则经脉之血外溢于肌肤之间，或体表之外，形成亡血之证。《医宗金鉴·正骨心法要旨》说："今之正骨科，即古跌打损伤之证也。专从血论，须先辨或有瘀血停积，或为失血过多……二者治法不同。有瘀血者，宜攻利之；亡血者，宜补而行之。"对损伤有瘀血停积应采用攻利之法，而失血过多应采用补气养血之法。根据古代伤科学家治伤之经验，以"跌打损伤，皆瘀血在内而不散也。血不活则瘀不能去，瘀不能去则折不能续"和"瘀去新生、骨合"的原理，内服和外用药物，对纠正因损伤而引起的脏腑、经络、气血功能紊乱，促进骨折的愈合均有良好作用。根据骨折不同阶段和兼症，分为初、中、后三期用药。

1. 辨证施治

（1）初期（消瘀退肿期）：伤后 1～2 周，由于肢体内部筋骨脉络均受损伤，离经之血瘀积不散、气血之道不得畅通，故疼痛剧烈，患部瘀血肿胀，断骨征象显著，且伴有发热等全身症状。治宜活血化瘀，消肿止痛。

方药：桃仁四物汤。

桃仁 25 g，川芎、当归、赤芍、制香附、丹皮、元胡各 3 g，生地、红花各 2 g。

（2）中期（接骨续筋期）：一般在伤后 3～6 周，损伤症状改善，肿胀瘀斑渐趋消退，疼痛逐步减轻，但瘀阻虽消而未尽，断骨尚未连接，动则作痛。治宜和营生新，接骨续筋。

方药：和营止痛汤。

赤芍、当归尾、乌药各 9 g，川芎、苏木、陈皮、桃仁、乳香、没药、木通、甘草各 6 g，续断 12 g。

（3）后期（壮骨壮筋期）：一般在伤 7 周以后，瘀肿已消，断骨虽初步愈合而未坚实，筋肉萎弱无力，功能尚未恢复。治宜补养气血，强壮筋骨。

方药：壮骨强筋汤。

熟地 12 g，川芎、桃仁各 6 g，怀牛膝、当归、续断、补骨脂、骨碎补各 9 g，制乳香、甘草、红花各 3 g。

2. 外用药物

（1）早期：外敷驳骨水、七厘散、消肿膏等。

（2）中期：接骨膏和接骨散等。

（3）后期：主要采用药物熏洗，还可采用药水涂擦，如正骨水、麝香正骨水等。

五、骨折畸形愈合、迟缓愈合、不愈合的处理原则

1. 骨折畸形愈合

骨折发生重叠、旋转、成角而愈合，称骨折畸形愈合。只要在整复后，给予有效的固定、合理的功能锻炼，并密切观察或做 X 线复查，发现骨折端再移位及时给予矫正，骨折畸形愈合是可以防止发生的。若骨折后仅 2～3 个月，因骨痂尚未坚硬，可在麻醉下，用手法折骨，再行整复，给予正确的局部固定，使骨折在良好的位置中愈合。但临近关节与小儿骨骺附近的畸形愈合，不宜做手法折骨，以免损伤关节周围韧带和骨骺。畸形愈合如较坚固，手法折骨不能进行时，可手术切开，将骨折处凿断，并清除妨碍复位的骨痂，做新鲜骨折处理，矫正畸形，选用适当的内、外固定。对肢体功能无影响的轻度畸形，则不必行手术矫正。

2. 骨折迟缓愈合

骨折经处理后，愈合速度缓慢，已超出该类骨折正常临床愈合时间较多，骨折端尚未连接，且患处仍有疼痛、压痛、纵轴叩击痛、异常活动现象，X 线片上显示骨折端所产生的骨痂较少，骨折线不消失，骨折端无硬化现象，而有轻度脱钙，但骨痂仍有继续生长的能力，只要找出发生的原因，做针对性的治疗，骨折还是可以连接起来的，称骨折迟缓愈合。

因固定不恰当引起者，常见于股骨颈囊内骨折后，骨折端往往存在剪力和旋转力，一般的外固定，尚不能控制这两种力，比较理想的治疗是应用螺纹钉内固定或钢针闭合内固定。

舟状骨骨折，常存在剪力，而局部血液供应也较差，应作较大范围和较长时间的固定。

感染引起者，只要保持伤口的引流通畅和良好的制动，经过有效抗生素的应用，还是可以愈合的。如果感染伤口中，有死骨形成或其他异物存留，应给予清除。过度牵引引起者，应立即减轻重量，使骨折端回缩，鼓励患者进行肌肉舒缩活动。如骨折端牵开的距离较大，骨折愈合十分困难者，可考虑植骨手术治疗。

3. 骨折不愈合

骨折所需愈合时间再三延长后，骨折仍没有愈合，断端仍有异常活动，X 线片显示骨折端互相分离，骨痂稀少，两断端萎缩光滑，骨髓腔封闭，骨端硬化者，称骨折不愈合。临床上常由于骨折端夹有较多的软组织，或开放性骨折清创中过多地去除碎骨片，造成骨缺损，多次的手术整复破坏骨折部位的血液循环，对造成骨折迟缓愈合的因素没有及时去除，发展下去也可造成骨折不愈合。常用的有效治疗方法为植骨术。

附　开放性骨折与关节损伤

一、开放性骨折

开放性骨折是指骨折部有软组织伤口，使骨折端与外界相通，细菌有入侵门户，有发生感染的可能性。开放性骨折与闭合骨折的主要不同在于有伤口的存在，并经常自伤口带入污染，由于暴力的作用，一般软组织的损伤较闭合性骨折为重，休克、感染、骨髓炎、骨延迟愈合与骨不连、残废率都大大多于闭合性骨折。因此，必须重视和掌握开放性骨折的诊断及处理方法。

【病因病机】

开放性骨折无论平时和战时均是一种常见的损伤，其伤因大致可分为两类，一类为由外来暴力直接形成的创伤，如切割伤、压榨伤、绞轧伤、碾挫伤、撕脱伤以及枪弹投射伤等。另一类是由骨折移位及异常活动所造成由内向外的穿刺或撕裂伤，常伴有不同程度的细菌感染。

【临床表现和诊断】

有创伤病史，应注意询问致伤原因、时间、经过和环境等。骨折部位软组织有开放性伤口，骨折端暴露于伤口内并有假关节畸形。此外，局部疼痛、出血及功能障碍，严重者可出现创伤性休克及失血性休克。

X 线检查可确定骨折的部位、类型等。

开放性骨折按软组织损伤的程度，可分为三度：

一度：皮肤被自内向外的骨折端刺破，软组织损伤轻。

二度：皮肤被割裂或挫伤，皮下组织与肌肉有中等度损伤。

三度：广泛的皮肤、皮下组织与肌肉严重损伤，常合并血管、神经损伤。

国际上也常用开放性骨折 Gustilo 和 Anderson 分类方法，见表 2 - 2。

表 2 - 2　开放性骨折 Gustilo 和 Anderson 分类

类型	描　述
I	皮肤创口小于 1 cm，清洁，骨折不粉碎
II	皮肤创口大于 1 cm，软组织损伤不广泛，无皮肤撕脱
III	高能量损伤累及广泛软组织损伤，严重的挤压伤，有需要修复的血管损伤，严重污染，骨折粉碎、节段性骨折或骨缺损而不管皮肤创口大小

【处理】

1. 急救

急救是保证伤员安全，防止再损伤与再污染，为进一步治疗创造条件的重要前提。急救时应首先对伤员全面检查，注意身体重要脏器的合并损伤，对昏迷患者更应警惕。

（1）紧急止血：如有伤口出血，应迅速判明出血性质，利用加压包扎的方法进行止血是最为重要的处理。一般开放伤口可用无菌棉垫或干净的布单局部加压包扎，既可止血，又可防止伤口再被污染。只有少数大血管损伤才采用止血带。一看到肢体出血就扎止血带的做法是错误的，因错误地应用止血带而造成伤残是屡见不鲜的。上止血带时一定要记录时间，一般不可持续 1 小时以上，过 1 小时者应每 0.5 ~ 1 小时松解 1 ~ 2 分钟，同时在伤口加压止血，以免肢体坏死。止血带松紧要适中，过紧过松都是有害的。过紧对局部组织损伤严重，过松不能制止动脉流血，反而会因静脉的回流受阻导致增加出血量。

（2）包扎伤口：伤口用无菌敷料包扎，愈早愈好，如现场无无菌敷料，可用干净的布单包扎。穿出皮外的骨端，不应立即复位，以免污染的骨端再污染深部组织，应在其原位用无菌敷料包扎，待清创后再将骨折端还纳。

（3）制动：为减小伤员痛苦，防止骨折端活动增加周围软组织、血管、神经损伤以及诱发休克的发生，患肢均需给予有效的临时制动。制动装置应就地取材，可用木板、树枝、硬纸壳等，如必须搬动而当时又确无适当的外固定物，应利用躯干或对侧肢体固定。

（4）镇痛：骨折后剧烈疼痛者，必须采取有效的止痛措施。吗啡、哌替啶（杜冷丁）等止痛剂虽能达到镇痛目的，但对胸部、颅脑损伤昏迷者不宜应用，以免抑制呼吸，增加颅内压，影响瞳孔的改变或加深昏迷的程度。肢体近心端环套式封闭或 2% 利多卡因局部注射于血肿内是有效的镇痛措施，不但可止痛，而且可使血压上升。

（5）头低卧位：此法可保证脑部血液供应，但有颅脑损伤或胸部损伤后，宜取平卧位。

（6）输血输液：对出血较多或伴有休克者应立即输血输液，输入速度应根据病情及全身情况而定。严重休克者需采取紧急措施进行静脉加压输入，并采取抗休克治疗。

（7）转运：经上述处理后，应及时转运，转运力求迅速、舒适、安全。开放性四肢伤一般应采用担架和救护车等运送至医院进行处理。

2. 清创治疗

早期彻底清创是四肢开放伤处理的重要环节，在伤员全身情况允许条件下，应争取时间，尽早开始清创。

（1）8小时内的新鲜伤口，应彻底清创，骨折复位内固定后，一期缝合伤口。

（2）24小时内的新鲜伤口，仍做清创术。伤口污染轻，彻底清创后，仍可作一期缝合；若污染重，清创不彻底，可作二期缝合。炎症严重者，不应清创缝合，按感染伤口处理。

（3）超过24小时的伤口，不做清创，敞开伤口，继续观察。根据伤口情况给予延期缝合或植皮。

（4）早期清创的要点：选择适当有效的麻醉，如伤口大、出血多可在止血带控制下进行。

首先，应将肢体上的皮肤做清洁处理：剃毛、肥皂水及消毒盐水反复刷洗伤口周围皮肤，伤口中也可用0.1%新洁尔灭、氯己定（洗必泰）等冲洗。达到清洁目的后，皮肤再用2.5%～3%碘酒消毒和70%酒精擦净。铺消毒单后，应根据伤口实际情况，酌情切开，使能充分显露伤口深部。

应常规地对破损的皮创缘和皮下组织、肌肉、筋膜等由浅入深的尽量切除一切已失去活力的组织，特别注意伤口深部的角落和回缩断离的肌肉。

对骨质的清除，应尽量爱惜、保留一切有软组织和骨膜相连的骨片。如有大块的骨片已经游离，可以洗净放回原位；游离的小碎骨片因不影响骨的完整连续性，可以切除。

骨髓腔中的污染和血凝块必须清除，不整齐碎裂的骨膜应予修剪，保留清洁健康的部分，只要骨周围保留的都是新鲜的有生命能力的软组织，骨折处就能重建血液循环，骨痂生长连接。

骨折部的神经、血管、肌腱损伤，应力争做到较好的修复。

软组织的出血，一定要彻底止血。伤口冲洗后，再整复骨折，平时的开放骨折，只要清创比较彻底，在伤后 8 小时内多数可以使用内固定，当然以简单有效，对血液循环破坏最少者为佳。

对损伤较重较大的伤口，应该适当放置引流，于 48 小时左右拔除。伤口缝合的基础是建立在清创术的彻底性上，如果皮肤缝合有困难，应该设法用减张切口、皮瓣转移、植皮等方法闭合。实在无法缝合或不能缝合的伤口，可用细盐水纱布松松填塞，力争延迟一期缝合或二期缝合。

清创术后，凡使用内固定的病例都应以石膏作外固定，少数伤口无法缝合者、未用内固定者可施行骨牵引。

3. 应用抗生素及肌注破伤风抗毒素

对于开放性骨折，虽然及时、彻底的清创是防止感染的根本措施，但早期、合理地应用抗生素，其作用同样不可忽视。应在急诊术前即通过静脉输入抗生素。对于抗生素的选择要做到有的放矢，应该在清创前、手术后及第一次换药拔除引流条时，进行细菌培养和药敏试验，以指导合理用药。在时间紧迫的急诊情况下，可先给予广谱高效的抗生素。

除了全身用药外，清创后创口局部灌注抗生素也是一种常用的方法。灌注时要使含抗生素的灌注液充分达到污染部位的全部面积。因此，在放置液体注入管和吸出管时，注入管要尽量放置于创口内最深的位置，而吸出管的位置要尽量表浅，以利药物较长时间存留。两管在创口内的末端不宜离得过近。同时，对于开放性骨折患者，术前均要预防性应用破伤风抗毒素。

二、开放性关节损伤

皮肤与关节囊破裂、关节腔与外界相通者为开放性关节创伤。治疗目的是防止发生化脓性关节炎和恢复关节功能。开放性关节创伤程度与预后有关，可分为三度：

第一度：锐器直接穿破皮肤与关节囊，创口较小，关节软骨及骨骼尚完整，经治疗后，可保存关节功能。

第二度：钝性暴力伤，软组织损伤较广泛，关节软骨及骨骼有中度损伤。创口有异物，经治疗后可恢复部分关节功能。

第三度：软组织毁损，韧带断裂，关节软组织及骨骼损伤严重，创口内有异物，可合并关节脱位与神经、血管损伤，经治疗后，关节功能较难恢复。

开放性关节损伤的处理原则与开放性骨折的处理原则基本相同，但由于涉及关节，故又有其特殊性。治疗的主要目的是防止关节感染和恢复关节功能。在治疗过程中如处理不当，轻者影响关节功能，重者导致关节功能丧失。因此，必须以慎重的态度进行处理。

开放性关节损伤最易发生的并发症是关节粘连和关节内骨折畸形愈合，从而影响关节功能。因此要求必须处理好关节腔内的清创，保护关节软骨，注意修复关节面。若能在伤后8小时内进行彻底清创并合理应用抗生素，创口多能一期愈合。

开放性关节损伤一般分三度，各有不同的处理要求。

第一度：锐器刺破关节囊，创口较小，关节软骨和骨骼无损伤。此类损伤不需打开关节，以免污染进一步扩散。可在无创口的健康皮肤处，用粗针头刺入关节囊，行关节腔内冲洗。创口清创缝合后，在关节内注入抗生素。一般固定3周，而后开始功能锻炼，经治疗可保留关节功能。若术后发现关节腔内有较多积液，可经正常软组织穿刺抽液。若有感染可能，则按照急性化脓性关节炎早期处理。

第二度：软组织损伤广泛，关节软骨及骨骼部分破坏，创口内有异物。应在局部软组织清创完成后，更换手套、敷料和器械再扩大关节囊切口，充分显露关节，用大量生理盐水反复冲洗。彻底清除关节内异物、血肿、小的碎骨片和一切失活组织。大的骨片应予复位，并尽量保留关节软骨面的完整，用克氏针或可吸收螺钉固定。关节囊和韧带应尽量修复保留。关节囊缺损可用筋膜修补。必要时关节腔内可放置引流管，术后用林格液加抗生素灌洗引流，于术后 48 小时拔除。治疗后可部分恢复关节功能。

　　第三度：软组织毁损，韧带断裂，关节软骨和骨骼严重损伤，创口内有异物，可合并关节脱位及血管、神经损伤。经彻底清创后敞开创口，无菌敷料湿敷，3 天后可延期缝合。也可彻底清创后，大面积软组织缺损用显微外科技术行组织移植，如肌皮瓣或皮瓣移植修复。关节面严重破坏，关节功能无法恢复者，可一期行关节融合术。

第三章　上肢骨折

第一节　锁骨骨折

【概述】

锁骨骨折是常见的上肢骨折之一，又称缺盆骨骨折、锁子骨断伤等。《医宗金鉴·正骨心法要旨·锁子骨》中说："锁子骨，经名柱骨（即第 7 颈椎棘突），横卧于两肩前缺盆之外，其两端外接肩解。"锁骨是具有两个弯曲的长骨，位于胸部前上方，桥架于胸骨和肩峰之间，是联系肩胛带与躯干的支架，以支持上肢多项功能的完成。锁骨位于第 1 肋骨之前，在其后方有臂丛神经和锁骨下动脉、静脉经过。锁骨内侧端与胸骨柄构成胸锁关节，其外侧端与肩胛骨的肩峰相接构成肩锁关节。锁骨呈"∽"形，内侧 2/3 前凸（凸向腹侧），有胸锁乳突肌和胸大肌附着；外侧 1/3 后凸（凸向背侧），有三角肌和斜方肌附着。锁骨外 1/3 截面呈扁平状，内 1/3 呈三角形，中 1/3 呈类椭圆形，是内、外两端的移行交接部位，骨直径最小，是锁骨的薄弱点，又没有韧带和肌肉的附着加固，因此中 1/3 易于骨折。锁骨骨折可发生于各种年龄，儿童多见。

【病因病机】

锁骨骨折好发于青少年，多为间接暴力引起。常见的受伤机制是侧方摔倒，肩部着地，力传导至锁骨，以第 1 肋骨为支点，发生斜形骨折。也可因手或肘部着地，暴力经肩部传导至锁骨，发生斜形或横形骨折。更多的骨折发生于高能交通事故或竞技运动中。直接暴力常由胸上方撞击锁骨，导致粉碎形骨折，但较少见，若移位明显，可引起臂丛神经及锁骨下血管损伤。

根据暴力作用的大小、方向等，骨折可发生在外侧、中段和内侧，以锁骨中段为最多。锁骨中段骨折可分横断、斜形和粉碎性。骨折后，由于胸锁乳突肌的牵拉，近折端可向上、后移位，远折端则由于上肢的重力作用及三角肌的牵拉，使骨折端向前、下移位，并有重叠移位。锁骨外端骨折较少，常因肩部的重力作用，使骨折远端向下移位，近端则向上移位，移位程度较大者，应怀疑喙锁韧带损伤。锁骨外端骨折可分为三型：Ⅰ型，常因直接暴力引起，骨折位于喙锁韧带与肩锁韧带之间，多为移位不显著的骨折，常规前后位 X 线片有时不能发现骨折；Ⅱ型，常合并喙锁韧带损伤，骨折近端因胸锁乳突肌牵拉而向上移位，使复位、固定均较困难；Ⅲ型，主要表现为锁骨远端粉碎骨折，可有关节面骨折及合并肩锁关节脱位，喙锁韧带完整。

儿童锁骨骨折多为青枝骨折，成人多为斜形、粉碎性骨折。锁骨发生开放性骨折的机会较少。

【临床表现和诊断】

患者有外伤病史，痛苦表情，头偏向伤侧以缓解胸锁乳突肌的牵拉作用，同时用健侧手托住伤侧前臂及肘部，以减少伤肢重量牵拉引起骨折移位的疼痛。

由于锁骨位于皮下，骨折后局部压痛及肿胀较明显，特别是骨折移位严重者，骨折端局部畸形、压痛、肿胀特别明显，甚至骨折端可隆起于皮下，触摸即可发觉，有时可有骨擦音。伤侧上肢不能自主用力上举和后伸。

合并锁骨下血管损伤者，患肢血循环障碍，桡动脉搏动减弱或消失；合并臂丛神经损伤者，患肢麻木，感觉及反射减弱。幼儿多为青枝骨折，局部畸形及肿胀不明显，但活动伤侧上肢及压迫锁骨时，患儿啼哭叫痛。

根据外伤病史，检查的体征和 X 线照片检查，诊断是不困难的。

锁骨外 1/3 骨折时，需要判断喙锁韧带是否损伤，因为该韧带损伤与否关系到治疗方法的选择与预后。不能肯定诊断时，可拍摄双侧应力 X 线片。患者取坐位或站立位，双手腕部各悬挂一个 2.25~6.75 kg 的重物（注意不是提在手中），放松上肢肌肉，然后拍摄双肩正位片。如患者喙锁韧带断裂，则 X 线片显示为骨折移位加大，并且喙突与锁骨之间距离增宽。锁骨的胸骨端或肩峰端关节面的骨折，常规 X 线片有时难以确定诊断，可进一步做 CT 检查以明确诊断。

【治疗】

锁骨骨折绝大多数可采用非手术方法治疗。幼儿青枝骨折及成人无移位骨折，不需要手法复位，可用三角巾悬吊患侧上肢，轻度移位者用"8"字绷带或双圈固定 1~3 周，有移位骨折者应整复固定治疗。对骨折端轻度移位者，因日后对上肢功能妨碍不大，且一般都能愈合，极少引起锁骨不连接，不必强求解剖复位。对粉碎骨折，若用力向下按压骨折碎片，不但难以将垂直的骨折碎片复位，而且有可能造成锁骨下动脉、静脉或臂丛神经损伤，故忌用按压手法。

1. 整复方法

常用于治疗有移位的骨折。伤员坐于凳上，两手撑腰，尽量挺胸；术者立于伤员背后，一足踏于凳上，用膝顶住伤员肩胛间，两手握伤员双肩，慢慢向后扳拉，使伤员两肩向后上方，即可复位。必要时由另一人用手法捺正。维持上述姿势。

或者患者取仰卧位，嘱其头面转向患侧，缓解胸锁乳突肌的牵拉。用牵引带从患者腋下穿过，以对抗牵引，一助手握持上臂向外上方拔伸牵引，使重叠的骨折端牵开。随之将患肩移向床边，助手拔伸患肢向下向后使远折端向上，术者在骨折处用拇指按压远折端向后，同时助手在牵引下逐渐抬起患肢与肩平行，达到复位。此手法以杠杆调整原理牵拉患肢或高或低，或前或后带动远骨折端趋近近骨折端而使骨折复位。

2. 固定方法

可采用双肩"8"字绷带固定法、单肩"8"字绷带固定法、双侧棉花绷带圈固定法等（图3-1）。锁骨骨折整复固定后，晚间平卧硬板床、肩胛间部垫高，使肩部后伸。一般儿童固定3周，成人固定4周，粉碎性骨折延长固定至6周左右。

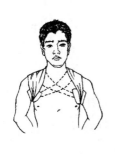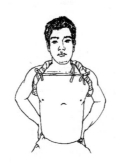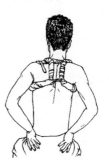

图3-1 锁骨骨折的固定

3. 练功活动

固定后经常保持提肩、挺胸姿势，并作握拳、伸指及伸屈肘关节活动。解除固定后逐渐进行肩部抬举、收展、环转等各方向的练功活动。

4. 药物治疗

初期宜活血祛瘀、消肿止痛，可内服活血止痛汤或肢伤一方加减，外敷接骨止痛膏或双柏散；中期宜接骨续筋，内服可选用新伤续断汤、续骨活血汤、肢伤二方，外敷接骨续筋药膏；中年以上患者，易因气血虚弱，血不荣筋，并发肩关节周围炎，故后期宜着重养气血、补肝肾、壮筋骨，可内服六味地黄丸或肢伤三方，外敷坚骨壮筋膏。儿童患者骨折愈合迅速，如无兼症，后期不必用药。

5. 手术治疗

切开复位内固定主要适应证为：①合并有锁骨下神经血管损伤；②骨折端间有软组织嵌入，影响骨折愈合；③开放骨折；④多发骨折，尤其同一肢体多发骨折时，可选择性应用；⑤对畸形明显的成人病例，尤其对年轻妇女，为美容考虑，可选择性应用。

（1）髓内针固定：由骨折端逆行向外穿入—克氏针，通过肩峰穿出皮肤。骨折复位，再将克氏针穿入近骨折端内，克氏针外端留适当的长度，将针尾折弯、剪断、埋于皮下。

（2）钢板螺丝钉内固定：在臂丛麻醉下，患者仰卧位或半坐卧位，患肩垫高。以骨折部为中心沿锁骨走行做切口，长度根据钢板长度而定。切开皮肤及深筋膜，显露骨折端，清除血肿及肉芽组织，进行整复。将钢板置于锁骨上方，用持骨器做临时固定，然后钻孔，用丝锥攻丝后拧入合适长度的皮质骨螺钉。如遇斜形骨折或蝶形骨折片，则用拉力螺钉技术进行固定。

【医案介绍】

王某，男，22 岁，山西孝义市，农民。

患者于 1998 年 7 月 12 日骑摩托车摔倒后肩部着地，当时肩部疼痛难忍，活动受限，随即去就近医院拍片诊断为"左锁骨骨折"，建议手术治疗，但患者坚持要保守治疗，故由家人陪同至山西省孝义市正骨医院就诊。

检查：患者面容痛苦，呻吟不止，检查可见，患者左肩关节肿胀，锁骨窝处变平，锁骨外 1/3 处压痛，可触及骨擦感及断端骨茬，左肩关节及上臂抬举活动受限，左锁骨重叠移位。

X 线片示：左锁骨骨折，断端重叠。

诊断：左锁骨骨折。

治疗：患者取坐位，双手叉腰，尽量挺胸抬头，头偏向健侧。一助手立于患者背后，一足踏在凳子上，膝盖顶在患者的后胸背部，双手扳住双肩向后方徐徐扳伸。医者双手拇、食二指捏住骨折端捏合对接，两手协调同步，手下出现骨擦感，骨凸处变平，锁骨长度恢复，患者疼痛减半。手法整复后，用可塑月牙形纸板（纸板下断端内侧加稳骨垫）"8"字绷带缠绕固定。嘱患者保持双肩外展挺胸位，给予活血化瘀药物，两周内半仰卧位休息。

手法复位后，拍片检查见骨折处对位对线良好，患者疼痛明显减轻，继续治疗至痊愈（图 3-2）。

【经验体会】

锁骨骨折患者的年龄对治疗方法的选择具有一定意义。婴幼儿绝大多数宜保守治疗，多可恢复。成人重叠移位或成角移位，必须手法复位与固定。复位固定后嘱患者尽量保持挺胸，睡眠时平卧免枕，肩胛间垫高，保持双肩后仰，以便维持骨折复位。固

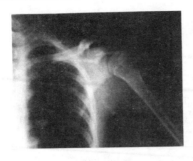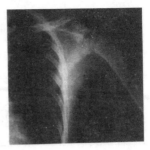

①复位前　　　　　　　　　　②复位后

图 3 - 2　左锁骨骨折

定期间发现上肢神经或血管受压症状或绷带松动，应及时调整。少部分患者，固定过程中存在骨折移位时，可出现骨折畸形愈合，但功能大多不受影响，无须强求手术来达到解剖复位。

第二节　肱骨外科颈骨折

【概述】

　　肱骨外科颈骨折是指肱骨解剖颈下 2～3 cm 处的骨折，亦称臑骨肩端骨折，是肩部常见骨折之一，约占全身骨折的 0.9%。各种年龄均可发生，但老年人较多。

　　肱骨外科颈位于解剖颈下 2～3 cm，相当于大、小结节下缘与肱骨干的交界处，又为疏松骨质和致密骨质交界处，且骨松质较多，骨皮质薄，无肌肉附着，是应力的薄弱点，常易发生骨折。紧靠肱骨外科颈内侧有腋神经向后进入三角肌内，臂丛神经、腋动静脉通过腋窝，严重移位骨折时可合并神经、血管损伤。此处，骨折属于近关节骨折，应仔细复位，若处理不当，可直接影响肩关节功能。

【病因病机】

肱骨外科颈骨折多为间接暴力所致，如跌倒时上臂伸直或屈肘90°位，掌心或肘部着地，暴力经肘关节及肱骨干，传达到肱骨外科颈部，发生骨折。由于上肢所处体位及暴力的角度不同，骨折可能产生各种类型的移位。直接暴力损伤者较少见，如受打击或跌倒时肩外侧着地，暴力多来自外侧造成骨折。

【临床表现和诊断】

1. 典型症状

明显外伤史，伤后疼痛，肩关节活动受限。

2. 重要体征

局部肿胀明显，肩部腋前可见到皮下瘀血斑。除无移位骨折外，均可出现畸形、骨擦音和异常活动。外展型骨折肩部饱满，肩下稍凹陷，在腋下可触到骨折端。内收型骨折在上臂上段外侧可摸到突起的骨折远端和成角畸形。伴肩关节脱位者，肩部疼痛甚剧，青紫斑也较严重，肩峰下凹陷，在腋下可摸到肱骨头，但无弹性固定。

3. 辅助检查

摄肩关节正位和穿胸位 X 线片可明确骨折类型及移位情况。

【治疗】

无移位的裂缝骨折或嵌插骨折，可用三角巾悬吊患肢，3 周后开始肩部活动。有移位骨折需进行手法复位。若合并血管神经损伤者则选用手术治疗。

1. 整复方法

患者坐位或卧位，一助手用布带绕过腋窝向上提拉，屈肘90°，前臂中立位，另一助手握其肘部，沿肱骨纵轴方向牵引，纠正缩短移位（图3-3①），然后根据不同类型再采用不同的复位方法。

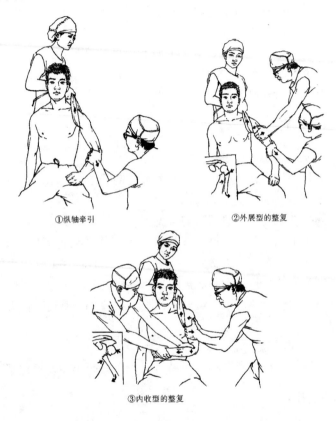

①纵轴牵引　　②外展型的整复

③内收型的整复

图3-3　肱骨外科颈骨折复位法

（1）外展型骨折：术者双手握骨折部，两拇指按于骨折近端的外侧，其他各指抱骨折远端的内侧向外端提，助手同时在牵引下内收其上臂即可复位（图3-3②）。

（2）内收型骨折：术者两拇指压住骨折部向内推，其他四指使远端外展，助手在牵引下将上臂外展即可复位（图3-3

③）。如成角畸形过大，还可继续将上臂上举过头顶；此时术者立于患者前外侧，用两拇指推挤远端，其他四指挤按成角突出处，如有骨擦感，断端相互抵触，则表示成角畸形矫正。

对合并肩关节脱位者，有些可先整复骨折，然后再用手法推送肱骨头；亦可先持续牵引，使肩盂间隙加大，纳入肱骨头，然后再整复骨折。

2. 固定方法

（1）夹板规格：取长夹板三块，下达肘部，上端超过肩部，夹板上端可钻小孔系以布带结，以便做超关节固定。取短夹板一块，由腋窝下达肱骨内上髁以上，夹板的一端以棉花包裹，即成蘑菇头样大头垫夹板。

（2）固定方法：在助手维持牵引下，将棉垫 3 ~ 4 个放于骨折部的周围，短夹板放在内侧，若为内收型骨折，大头垫应放在肱骨内上髁的上部；若为外展型骨折，大头垫应顶住腋窝部，并在成角突起处放一平垫，三块长夹板分别放在上臂前、后、外侧，用三条扎带将夹板捆紧，然后用长布带绕过对侧腋下用棉花垫好打结。内收型骨折应固定患肩于外展位，外展型骨折应维持肩部于内收位。夹板固定时间为 4 ~ 6 周。

对移位明显的内收型骨折，除夹板固定外，尚可配合皮肤牵引 3 周，肩关节置于外展前屈位，其角度视移位程度而定，牵引重量为 2 ~ 4 kg，以使患侧肩部离开床面。亦可配合铁丝外展架，将患者固定于外展前屈位，外展角度视移位程度而定，前屈约 30°，3 ~ 4 周后，拆除外固定架。

夹板固定后，应注意观察患肢血运及手指活动情况，及时调整夹板的松紧度。睡眠时要仰卧，在肘后部垫一枕头，维持患肩于前屈 30°位。

3. 练功活动

初期先让患者做握拳，屈伸肘、腕关节，肩部肌肉进行等长收缩等锻炼，一般固定 4 周左右即可解除外固定，后逐渐练习肩关节各方向活动，活动范围应循序渐进，每日练习十多次。后期可配合中药熏洗及热敷，以促进肩关节功能的恢复。但练功应循序渐进，避免骨折再移位。

4. 药物治疗

初期宜活血祛瘀、消肿止痛，内服可选用和营止痛汤、活血止痛汤、肢伤一方加减，外敷消瘀止痛药膏、双柏散；老年患者因其气血虚弱，血不荣筋，易致肌肉萎缩，关节不利，故在中后期宜养气血、壮筋骨、补肝肾，内服可选用接骨丹、生血补髓汤、健步虎潜丸、壮筋续骨丹或肢伤三方加减。损伤后期同时可加用舒筋活络、通利关节的药物，外敷接骨续筋膏和接骨膏等。解除固定后可选用海桐皮汤、骨科外洗一方、骨科外洗二方熏洗。

5. 手术疗法

骨折移位严重或手法复位失败、骨折合并血管神经损伤者应行手术治疗。

【医案介绍】

郭某某，男，59 岁，山西省孝义市居民。

患者 2020 年 1 月 17 日走路时不慎摔到，左肩着地，左肩肿胀疼痛、活动受限，遂至附近医院就诊，摄 X 线片示：左肱骨外科颈骨折，建议手术治疗，患者未同意。为求保守治疗，患者 2020 年 1 月 17 日就诊于山西省孝义市正骨医院。

检查：患者神志清楚，一般状况良好，左上臂肿胀瘀血，活动受限，双拇指触诊检查发现，患者左肩部肿胀、压痛阳性，可触及骨棱感及骨擦感，左上肢桡动脉搏动可及，左上肢末梢血运及运动感觉未见明显异常。

X 线片示：左肱骨外科颈骨折。

诊断：左肱骨外科颈骨折。

治疗：患者取坐位，一助手站在患者患侧后方，用1 m长纱布从患肢腋下穿出，适当用力上提，另一助手双手握住患肢前臂，两助手徐徐对抗牵拉。医者双手拿住骨折部位，双手拇指轻轻推压分离的骨折块，待骨折块聚拢后，双手余四指将骨折远端向外挤压，双拇指与余四指对抗挤压，即复位。复位后捋顺患肢。用超肩关节夹板及大纱布固定，悬吊患肢前臂于胸前。

1月17日检查患肢夹板固定良好，末梢血运良好，复查X线片见骨折对位良好（图3－4）。

两周后复查，X线片见骨折对位良好（图3－5）。患者一般情况良好，肿胀疼痛消失，出院回家静养。可行适当功能锻炼。

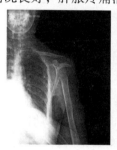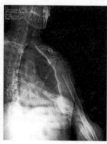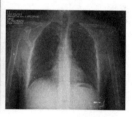

①复位前　　　②复位后　　　③复位后两周

图3－4　左肱骨外科颈骨折

【经验体会】

在治疗肱骨外科颈骨折中应注意以下几点：①即使有较大的骨折移位，只要愈合较早，也会获得较好的肩关节功能；②肩关节固定过久易发生僵硬，特别是年龄较大者；③治疗中应注意"动静结合"的关系以保持患者肩关节功能为目的。实践证明，鼓励患者尽早功能练习是保证肩关节功能恢复的关键措施。

第三节　肱骨干骨折

【概述】

肱骨干上部粗，中1/3细，下1/3扁平。肱骨干中段后侧有桡神经紧贴骨干走行，故中1/3骨折易合并桡神经损伤。

肱骨干前侧有肱二头肌、肱肌、喙肱肌，后侧有肱三头肌。骨干上1/3的外侧有三角肌抵止，三角肌的牵拉常造成骨折端向外上移位。

【病因病机】

肱骨干骨折可由直接暴力或间接暴力引起。直接暴力常由外侧打击肱骨干中段，致横断或粉碎性骨折，多为开放骨折。间接暴力常由于手部着地或肘部着地，力向上传导，加上身体倾倒所产生的剪式应力，导致中下1/3骨折。有时因投掷运动或"掰腕"，也可导致中下1/3骨折，多为斜形或螺旋形骨折。

根据AO组织推荐的分类方法，肱骨干骨折可分为三种类型。A型：简单骨折，包括发生在近、中、远侧1/3部位的螺旋形、斜形、横断骨折；B型：楔形骨折，为A型基础上有楔形骨折块；C型：复杂骨折，有2个以上粉碎骨折块或多段骨折。每一类骨折又可分为1、2、3亚型，每一亚型又分为近、中、远三组，因此肱骨干骨折可分为3型、9个亚型和27个组。A1表示骨折预后较好，C3预后最差。

骨折端的移位取决于外力作用的大小、方向、骨折的部位和肌牵拉方向等。在三角肌止点以上的骨折，近折端受胸大肌、背阔肌、大圆肌的牵拉而向内、向前移位，远折端因三角肌、喙肱肌、肱二头肌、肱三头肌的牵拉而向外向近端移位。当骨折线位于三角肌止点以下时，近折端由于三角肌的牵拉而向前、外移位；远折端因肱二头肌、肱三头肌的牵拉而向近端移位。无论骨折发生在哪一段，在体弱患者，由于肢体的重力作用或不恰当外固定物的重量，可引起骨折端分离移位或旋转畸形。肱骨干下1/3骨折的移位方向与暴力作用的方向、前臂和肘关节所处的位置有关，大多数有成角、短缩及旋转畸形。

【临床表现和诊断】

伤后患臂疼痛、肿胀明显，活动功能障碍，患肢不能抬举，局部有明显环形压痛和纵向叩击痛。无移位的裂缝骨折和骨膜下骨折者，患臂无明显畸形。但绝大多数均为有移位骨折，患臂有缩短、成角或旋转畸形，有异常活动和骨擦音，骨折端常可触及。X线正侧位照片可明确骨折的部位、类型和移位情况，并有助于鉴别是否为骨囊肿、骨纤维异常增殖症及成人非骨化性纤维瘤等所致的病理性骨折。检查时必须注意腕及手指的功能，以便确定是否合并有神经损伤。肱骨中、下1/3骨折常易合并桡神经损伤。桡神经损伤后，可出现腕下垂畸形，掌指关节不能伸直，拇指不能伸展，手背第1、第2掌骨间（即虎口区）皮肤感觉障碍。

拍摄X线正侧位片可明确骨折存在，了解骨折移位情况。

【治疗】

无移位的肱骨干骨折用夹板固定3~4周，早期进行功能锻炼。有移位的肱骨干骨折需及时行手法复位，予夹板或石膏外固定。整复肱骨干骨折时，若整复时过度牵引，或反复多次整复，或患者体质虚、肌肉弱，再加上上肢重量悬垂作用，在固定期间可逐渐发生分离移位，横断骨折和粉碎性骨折患者尤其容易发生。如处理不及时或不恰当，常可致骨折延迟愈合，甚至不愈合。因此，在治疗过程中，必须防止骨折端分离移位。闭合性骨折合并桡神经损伤者，可行手法复位，夹板固定，密切观察2～3个月，大多数患者能逐渐恢复。若骨折愈合后桡神经仍未有恢复迹象，宜作肌电图测定，并考虑行手术探查。开放性骨折则应行手术治疗。

1. 整复方法

患者取坐位或平卧位，一助手用布带通过腋窝向上，另一助手握前臂在中立位向下对抗牵引，一般牵引力不宜过大，术者主要采用提按端挤与旋转屈伸手法纠正骨折端侧向、旋转移位。粉碎性骨折者，一般无须牵引，术者挤按骨折部，使断面与碎块接触即可（图3－5）。

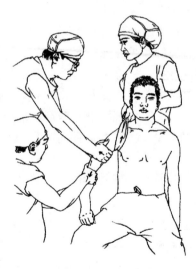

图3－5　坐位复位法

2. 固定方法

骨折整复满意后，放置夹板并以四条布带固定。上 1/3 骨折及下 1/3 骨折，分别用超肩夹板或超肘夹板，中段骨折用局部夹板固定，酌情超上、下关节固定。夹板固定后，前臂可用木板托起，再用吊带悬于胸前，或以三角巾将前臂吊于胸前，前臂处于中立位，肘关节屈曲90%（图3－6）。

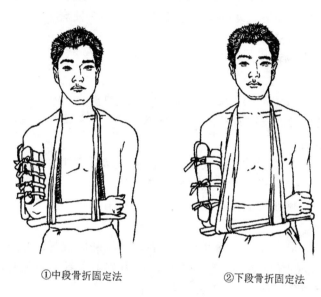

①中段骨折固定法　　　　　　②下段骨折固定法

图3－6　肱骨干骨折固定法

3. 练功活动

固定后患肢即可做伸屈指、掌、腕关节和耸肩活动，有利于气血通畅。前臂和手肿胀较甚者，应每日进行用力握拳及轻柔抚摩，促进肿胀消退。肿胀消退后，做患肢上臂肌肉舒缩活动，以加强两骨折端在纵轴上的挤压力，保持骨折部位相对稳定，防止骨折端分离。若发现骨折端分离时，术者一手按患侧肩部，一手托肘部，沿纵轴轻轻相对挤压，每天一次，使骨折端逐渐接触，并相应延长带柱托板或三角巾悬吊日期，直至分离消失、骨折愈合为止。中期除继续初期的练功活动外，应逐渐进行肩、肘关节活动。练功时不应使骨折处感到疼痛，以免引起骨折重新移位或产生剪力、成角及扭转应力而影响骨折愈合。骨折愈合后，应加大肩、肘关节活动范围，如做肩关节外展、内收、抬举活动及肘关节屈伸活动等，并可配合药物熏洗、按摩，使肩、肘关节活动功能早日恢复。

4. 药物治疗

1）分证论治

（1）瘀停筋膜：治宜活血祛瘀、消肿止痛，内服可选用桃红四物汤合五皮饮加三七、乳香、没药等，肿甚者合五皮饮加香附、木通。

（2）断骨未续：治宜接骨续损法。方用续骨活血汤、新伤续断汤，接骨丹或接骨紫金丹等。

（3）瘀血凝筋：治宜活血舒筋，方用舒筋活血汤、大活络丸等。

（4）肝肾不足：偏肝肾阴虚者，治宜补肝益肾，方用六味地黄汤、知柏地黄汤、左归丸等；若为肾阳虚者，治宜温补肾阳，方用金匮肾气丸、右归丸合虎潜丸等。

（5）筋痹骨痿：治宜温阳行痹，强筋壮骨，方用黄芪桂枝五物汤合虎潜丸加水蛭、地龙、续断、紫河车等。

2）中成药：早期如愈伤灵胶囊、接骨七厘片等，中后期可用仙灵骨葆胶囊、龟鹿二仙膏等。

3）外用药：早期外敷消炎散、双柏散，中后期用接骨膏、伤科膏等。

5. 手术治疗

肱骨干骨折应用闭合复位夹板固定治疗一般都能收到良好的

治疗效果，骨折愈合率高。若手法复位失败，或骨折合并桡神经、肱动脉损伤，或为开放性骨折，应手术切开探查修复内固定。可选用钢板螺丝钉固定或髓内钉固定，对血管神经损伤做相应的处理。

【医案介绍】

李某，女，32 岁，山西孝义市人，工人。

患者于 1999 年 8 月 25 日撞伤到长左上臂疼痛受限，伤后 1 小时来院就诊。

检查：左上臂肿胀明显，呈内收畸形，活动受限，上臂中段压痛，触及有明显骨摩擦感。

X 线片示：左肱骨骨折。

诊断：左肱骨骨折。

治疗：予上述手法复位后复查 X 线片提示对位线良好，予以夹板配合外展固定治疗，按骨折复位后常规处理，4 个月后复查 X 线片，提示骨折端对位对线良好，骨痂逐渐形成，拆除夹板，左上肢功能恢复良好。

【经验体会】

夹板固定患者，2 周内应经常调节扎带松紧度，以免发生再移位；加强两骨折端在纵轴上的挤压力，防止断端分离，保持骨折部位相对稳定。若发现断端分离时，术者可一手按肩，一手按肘部，沿纵轴轻轻挤压，或使用触碰手法使骨断端接触，并适当延长木托板悬吊日期，直到分离消失、骨折愈合为止。手、前臂肿胀时，可嘱患者每日自行轻柔按摩手和前臂。

第四节 肱骨髁上骨折

【概述】

肱骨髁上骨折是肘部最常见的损伤，也是儿童最常见的骨折，又名臑骨下端骨折。肱骨下端较扁薄，髁上部处于松骨质和密骨质交界处，后有鹰嘴窝，前有冠状窝，两窝之间仅为一层极薄的骨片，故髁上部比较薄弱，该处又是肱骨自圆柱形往下转变为三棱状的形状改变部位，为应力上的弱点，故易发生骨折。肱骨内、外两髁稍前屈，并与肱骨纵轴形成向前 30°～50° 的前倾角，骨折移位可使此角发生改变。肱骨滑车关节面略低于肱骨小头，前臂伸直，完全旋后时，上臂与前臂纵轴呈 10°～15° 的外翻的携带角，骨折移位可使携带角改变而呈肘内翻或肘外翻畸形。肱动脉、静脉和正中神经从上臂的下段内侧逐渐转向肘窝部前侧，由肱二头肌腱膜下通过而进入前臂。桡神经通过肘窝前外方并分成深浅两支进入前臂，深支与肱骨外髁部较接近。尺神经紧贴肱骨内上髁后方的尺神经沟进入前臂。肱骨髁上部为接近松骨质的部位，血液供应较丰富，骨折多能按期愈合。

肱骨髁上骨折多见于 3～12 岁儿童，尤多见于 5～8 岁；成年和老年人亦可发生，但较少见。男多于女，左侧多于右侧。

【病因病机】

（一）伸直型骨折

跌倒时伸肘或半伸肘位，手掌着地，暴力经前臂传导至肱骨下端，在肱骨髁上部引起骨折，骨折线多为后上前下斜形骨折。骨折远端因肱三头肌牵拉作用向后上移位，骨折近端向前下移位。移位严重的可损伤正中神经、肱动脉、肱静脉及桡神经。伸直型中，又有桡偏移位和尺偏移位。

伸直尺偏型：暴力作用于肱骨前外侧，骨折远端向尺侧，向后侧移位，使骨折的内侧骨皮质部分被压缩，这类骨折易发生肘内翻畸形，整复时需注意。

伸直桡偏型：暴力作用于肱骨内髁，使骨折远端向桡侧后侧移位，这类骨折不易发生肘内翻，若损伤重、移位大，可造成肘外翻，但这种畸形少见。

（二）屈曲型骨折

较少见，跌倒时肘部着地，骨折移位与伸展型相反，骨折线由后下方斜向前上，骨折远端向前上移位，骨折近端相对向后下移位，此型骨折很少合并神经血管损伤。

【临床表现和诊断】

肘关节明显肿胀，功能障碍，压痛明显，有时可出现皮下瘀血和皮肤水疱。伸直型骨折鹰嘴与远侧骨折段向后方突出，近折端向前移，外形上似肘关节脱位，但可从骨擦音、反常活动及保持正常的肘后三角等体征与脱位鉴别。必须检查桡动脉搏动和正中、桡、尺神经功能。肱动脉挫伤或压迫后发生血管痉挛、前臂缺血，早期症状为剧痛，手部皮肤苍白、发凉、麻木，被动伸指疼痛，然后桡动脉搏动减弱甚至消失，应及时作出判断。

1. 肘关节正侧位 X 线照片可显示骨折类型和移位方向。无移位骨折的 X 线征象较细微，必须仔细观察，有时可见肱骨髁上部一侧骨皮质有轻微成角、皱折，或呈小波浪状改变，同时还往往有较厚的脂肪垫阴影显影，关节囊外脂肪垫向上推移，向后移位。正位 X 线照片上，如两骨折端不等宽，或有侧方移位而两侧错位的距离不相等，则说明骨折远端有旋转移位。根据受伤史、临床表现和 X 线照片可作出诊断。

2. 儿童可有青枝型骨折，或在肱骨髁上一侧或双侧皮质见到轻微隆起或喙嘴样皱折，应仔细辨认。

3. 1 岁以内儿童肱骨远端骨骺分离与肘关节脱位在 X 线上难以鉴别。但幼儿时肘关节脱位发生率很低，应首先考虑为肱骨远端骨骺分离，必要时可做关节造影以明确诊断。

【治疗】

1. 整复方法

可用超肘夹板或石膏托将肘关节固定于屈曲 90°位。一般固定 2~3 周，再开始练习肘伸屈活动。

1）肱骨髁上伸直型骨折整复法

（1）尺偏型骨折：患者仰卧，患肢外展，一助手握住患侧上臂，另一助手握住前臂，患肢前臂置中立位，肘关节略屈，两助手对抗牵引。术者手握骨折近端向内推，一手握骨折远端向外扳，两手相对挤压，直至远端的旋转和侧方移位得到纠正为止。

矫正前后移位时，术者两拇指在肘后推远端向前，其余环抱近端前侧向后拉，同时远端助手牵引下屈曲肘关节，通常可听到复位时清脆的骨擦音。此时，应注意用力不可过猛，以防止将远端过度推向前方，以致后侧骨膜剥离太广泛，导致骨膜下血肿，从而产生骨化性肌炎。

（2）桡偏型骨折：患儿仰卧或坐位，一助手固定上臂，一助手牵前臂腕关节上方，向远端牵拉，术者站于患侧。牵引下，术者一手推骨折远端向内，一手挤骨折近端向外。先矫正侧方移位，然后以两手拇指横置或重叠于骨折近端前方，向后按压，其余四指于肘后提骨折远端向前，同时双手虎口扣住骨折端，使其不能再向侧方移位。之后令牵臂的助手，牵引下将肘关节屈曲，即可复位。

2）肱骨髁上屈曲型骨折复位法：患者仰卧位，一助手固定上臂，另一助手牵拉前臂，术者先纠正侧方移位，方法同伸直型骨折，然后用双手拇指于远折端前侧肘窝处向后压远端骨茬，同时其余手指托提近端向前交叉用力，矫正骨折端移位后，远端助手牵引下屈曲肘关节 90°～100°，即可复位。在肘后的近端骨折处放固定垫一个，以防错位。

2. 固定方法

应用超肘小夹板两垫法固定，伸直型固定于屈肘 90°，而屈曲型固定于伸直位、略桡偏及前臂旋后位（图 3－7）。术中、术后需密切注意患肢循环，随时调整捆扎松紧度。

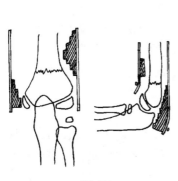
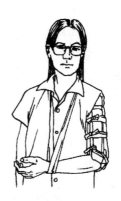

①加垫法　　　　　　　　　　②夹板固定法

图 3－7　伸直型肱骨髁上骨折夹板固定法

3. 练功活动

固定期间应多做握拳及腕部屈伸活动，解除固定后应积极主动锻炼肘、肩关节，如做托手屈肘、双手推车及大小云手等活动。

4. 骨牵引整复法

对骨折时间较长、软组织肿胀严重或已有水疱形成不能手法整复或整复后固定不稳的病例，可用大号巾钳夹住鹰嘴突下方骨质，进行悬吊牵引。重量 1～2 kg 为宜，待消肿后改用手法复位。

5. 药物治疗

肱骨髁上骨折的患者以儿童占大多数，且骨折局部血液供应良好，愈合迅速。

内服药治疗原则，早期重在活血祛瘀、消肿止痛。肿胀严重、血运障碍者加用三七、丹参，并重用祛瘀、利水、消肿药物，如白茅根、木通之类；中、后期内服药可免。成人骨折仍按三期辨证用药。

合并神经损伤者，应加用行气活血、通经活络之品。

早期局部水疱较大者可用针头刺破，或将疱内液体抽吸，并用酒精棉球挤压干净，外涂紫药水。解除夹板固定以后，可用中药熏洗，有舒筋活络、通利关节的作用，是预防关节强直的重要措施。

6. 手术治疗

肱骨髁上骨折一般无须手术治疗。若手法复位后，外固定不能维持复位，可采用经皮穿针固定。若手法复位失败或伴有血管神经损伤，可考虑切开复位，采用克氏针或钢板螺丝钉固定，并对血管神经损伤做相应的处理。

【医案介绍】

赵某，男，10 岁，学生。

患儿 1998 年 6 月 20 日玩耍时跌倒，左肘着地疼痛，左前臂活动受限。第二天就诊于孝义市正骨医院。

检查：患儿左肘肿胀，畸形，皮下瘀血青紫。触诊左肱骨远端后侧下陷畸形，触痛明显，有明显骨擦感。

X 线片示：左肱骨髁上粉碎性骨折。

诊断：左肱骨髁上粉碎性骨折。

治疗：患儿取坐位，助手站在患儿背后，双手握住肱骨上部固定，医者嘱患儿屈肘同时，双手握住骨折处顺势下拉（拉法），牵拉同时拇指将突起错位的骨折端按压复平（按法），复位后，用夹板固定在屈肘位。嘱患儿绝对制动，并予活血药物对症治疗。

术后复查，X 线片提示：左侧肱骨髁上骨折，骨折线对位良好。

半月后患儿肿胀、疼痛改善。复查 X 线片，骨折对位、对线良好。家属要求出院，返家静养。

【经验体会】

肱骨髁上骨折，整复是前提，固定关键，功能恢复是根本，在注意整复同时要重视早期的功能锻炼。肱骨髁上骨折多数为伸直型骨折，整复时应尽量一次成功，避免反复多次揉捏，以免造成局部血管损伤。另外早期换药、调整夹板松紧度或护送病者拍 X 线片检查等都不可使患肘伸直，否则易引起骨折再移位。反之，屈曲型骨折，早期就不可随意做屈肘动作。骨折固定后，应密切观察患肢血运情况。

第五节 肱骨髁间骨折

【概述】

肱骨髁间骨折是青壮年严重的肘部损伤之一，但 50 ~ 60 岁的伤者也时常可见。肱骨髁间前部有冠状窝，后有鹰嘴窝，下端内侧的肱骨滑车内、外两端较粗，中段较细。肱骨小头与肱骨滑车之间有一纵沟，该处为肱骨下端的薄弱环节，遭受暴力时可发生纵形劈裂。肱动脉和正中神经从肱二头肌腱膜下通过，桡神经和尺神经分别接近肱骨外髁和内髁，骨折移位时可被损伤。肱骨髁间部为骨松质，局部血液供应丰富，骨折容易愈合，但伤后出血、肿胀较甚，软组织损伤严重，局部皮肤常易产生张力性水疱，同时骨折块粉碎，骨折线侵犯关节面，不但整复困难，且要求较高，固定亦不稳。若治疗不当，常造成创伤性关节炎或遗留肘关节活动功能障碍。

【病因病机】

肱骨髁间骨折多由严重的间接暴力所致，直接暴力（打击、挤压等）作用于肘部，也可造成，但较少见。当跌倒掌心或肘部着地时，尺骨鹰嘴半月切迹向肱骨下端劈裂，肱骨髁不仅与肱骨下端分离，且两髁间亦被劈裂，骨折线常呈"T""Y"形，或其他粉碎的不规则形。临床常将肱骨髁间骨折分为五型（图3-8）。

（1）无移位型：骨折线通过滑车、肱骨小头与肱骨干。

（2）分离移位型：滑车、肱骨小头有分离，但无旋转，与肱骨干有移位。

（3）尺偏旋转伸直型：滑车、肱骨小头分离，在冠状面上，滑车连同内上髁向内旋转，肱骨小头连同外上髁向外旋转，肱骨小头多低于滑车，肱骨小头、滑车同时向后、内、上移位，此型易合并桡神经损伤。

（4）尺偏旋转屈曲型：滑车、肱骨小头分离，并分别向内、外旋转，滑车、肱骨小头同时向前、内、上移位。

（5）粉碎性：肱骨下端关节面破碎三块以上者。

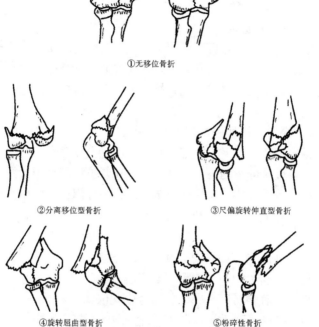

①无移位骨折

②分离移位型骨折

③尺偏旋转伸直型骨折

④旋转屈曲型骨折

⑤粉碎性骨折

图3-8　骨折分型

【临床表现和诊断】

有肘部外伤史。肘部肿胀，关节活动障碍，骨性标志紊乱，有明显骨擦音。检查时应注意有无血管神经损伤表现。

X线摄片可明确诊断。

【治疗】

1. 整复方法

1）髁上骨折远、近端有移位，而两髁尚未分离，关节面基本平整的一、二度骨折，可用单纯手法复位，纸压垫及木板作超关节固定。方法基本同髁上骨折，使关节面平整，然后在保护两髁稳定性的情况下再将髁上骨折复位，最后再扣紧两髁，按髁上骨折固定。

2）髁上骨折远、近端有重叠移位，髁间分离者，可用手法复位纸压垫超关节夹板固定，并结合尺骨上端骨牵引。肘部肿胀严重两髁旋转分离的三、四度骨折，在复位后需加用骨牵引以防止骨折再重叠移位。夹板纸压垫可制止内外髁在牵引中的旋转分离，让患者早期活动；利用肌肉收缩活动产生的动力，夹板及纸压垫的压力及尺骨半月状切迹对破裂滑车面的模造力，来保持骨折复位，维持关节面平整，防止关节囊粘连及韧带、肌肉的挛缩。4 周后解除牵引，夹板继续固定两周。

复位：肩外展 70°~80°，前臂中立位。

（1）抱髁：两手掌由肘内、外侧向中心挤压。

（2）牵引：半屈肘时徐徐牵引拉开重叠。

（3）矫正侧方移位：抱外髁之手徐徐移到髁上，抱内髁之手慢慢将两髁向外推挤，然后再恢复抱髁，对向挤压，矫正两髁近端之侧方分离。

（4）矫正前后移位：移动拇指至鹰嘴处，推远端向前，其余手指拉近端向后，牵引助手同时将患肘屈曲 90°。

（5）向中心挤压：为使滑车关节面平整，术者一手抱髁，另手在髁上向中心挤按。

2. 固定方法

整复后用纸压垫夹板超关节固定。若稍留有重叠，可借尺骨上端牵引慢慢复位，若一侧髁骨块仍向外移位时，可用拇指挤压，若两髁均有移位，须再行复位。

选用上窄下宽木板 4 块，后侧板自腋下至鹰嘴下 2 cm，并烤弯成 15°弧形；内侧板自腋下至内髁下 3 cm；外侧板自肩峰至肱骨外髁，平齐肘关节平面；前侧板自大结节至肘窝，向前烤成 15°弧形。各木板距下端以上 1.5 cm 处置一铝钉突出板面，以备布带结扎固定。塔形垫 2 个，放于两侧，内侧者置于髁面突出部，将远段向外挤压，外侧者置于外髁稍上方，推挤近骨折段向内，防止发生肘内翻。平垫一个，置于肘窝上前方。梯形垫一个，置于尺骨鹰嘴部。绷带一卷，布带三条。

在维持牵引下，屈肘 90°，放好纸压垫及夹板，作超关节固定，布带卡在铝钉上以防滑动。若原来骨折移位很大，可再配合鹰嘴骨牵引，重量 1.5～2 kg，仰卧时，患肢与躯干呈 70°～80°外展，前臂中立位，屈肘 90°～120°，前臂做皮牵引，重量 0.5 kg。

3. 练功活动

术后每日调节布带松紧度，若两髁仍有移位，可向中心推挤，结合骨牵引，对残余移位可得到复位。早期可练习握拳，作 10°～20°伸屈肘活动，逐渐加大范围，3～4 周后如位置良好，可解除牵引，继续用夹板固定 1～2 周。待临床检查伸屈肘部骨折稳定有连续骨痂出现时，即可解除外固定，作轻手法按摩。

注意事项：①复位时勿用暴力，以防加重移位；②髁间骨折块向内外张口而关节面平整者，由两侧挤压，残余移位在固定中可持续复位；③要早期功能锻炼，解除夹板后做轻手法按摩；④严格掌握指征。

4. 药物治疗

初期以活血化瘀、消肿止痛为主，内服和营止痛汤，外敷消肿止痛膏。中期以和营生新、接骨续筋为主，内服续骨活血汤，外敷接骨膏。后期以补益肝肾、荣血养筋为主，内服六味地黄丸，外用散瘀和伤汤熏洗患肘。

5. 手术疗法

骨折块旋转移位。关节面粉碎伴有两髁分离。切开复位内固定，多用螺丝钉、螺栓、克氏针做固定物。肘后石膏托外固定，1周后主动间歇性肘关节功能锻炼。3周后去除石膏托进一步功能锻炼，同时用三角巾保护患肢。

【经验体会】

肱骨髁间骨折为关节内骨折，整复要求达到解剖或接近解剖复位，保持关节面的光滑和平整。应及早进行肘关节的伸屈活动，利用尺骨鹰嘴骨半月切迹的摩擦作用，使肘关节的功能尽可能大的恢复。在整复过程中，上下牵拉时，术者应以两手握持内、外髁，防止加大两髁旋转。否则，牵力越大，两髁越旋转，分离移位越严重。折端牵开后，维持牵拉力一定要适度，牵拉力过大，骨折端反而不易复位。在骨折复位固定后，即可开始做伸屈手指、腕关节及握拳的活动，动静结合的功能锻炼始终贯穿骨折的整个过程，矫正残余移位，恢复关节面平整防止关节粘连、肌肉萎缩，一定要循序渐进，不可粗暴伸曲，否则会欲速而不达，对于小儿的肘关节的骨髁间骨折，要引起足够重视，以免对肘关节的骨骺发育生长造成不良影响。

第六节　肱骨外髁骨折

【概述】

肱骨外髁骨折是儿童较常见的肘部损伤，发病率仅次于肱骨髁上骨折，好发于 10 岁以下的儿童，尤以 5～6 岁为多见。骨折远端往往包括肱骨外上髁、肱骨小头骨骺、部分滑车骨骺及干骺端的骨质。

【病因病机】

多因儿童跌倒时手撑地所致。

根据骨折块移位方向和程度分为三型：

无移位型：骨折块无移位，仅有骨折线。

侧方移位型：骨折块向上、外、后移位，常为外展型骨折移位。

旋转和翻转移位型：常为内收型骨折。骨折块受前臂伸肌牵拉而发生向下、外、前移位，并发生旋转和翻转，可旋转和翻转 $90°～180°$。

【临床表现和诊断】

当儿童发生肱骨外髁骨折后，肘部外侧肿胀，并逐渐扩散，以至达整个肘关节。局部肿胀的程度与骨折类型有明显的关系。骨折脱位型肿胀最严重。肘外侧出现皮下瘀斑，逐渐向周围扩散，可达腕部。伤后 2～3 天发生皮肤水疱，水疱可感染。肘部外侧有明显压痛，若发生Ⅳ型骨折，肘内侧亦有明显压痛，甚至可发生肱骨下端周围性压痛。

若发生移位型骨折，肘外侧可扪及活动的骨折块，并可触及骨擦音。肘关节稳定性丧失，可发生肘外翻畸形、肘部增宽，肘后三点关系改变。肘关节活动丧失，患儿将肘关节保持在稍屈曲位，被动屈伸活动局部疼痛加重。前臂旋前、旋后功能一般不受限。干骺端的骨尖可刺破皮肤造成开放性骨折。肘部肿胀严重者，需要检查桡动脉的搏动情况，注意有无肘部筋膜下血肿压迫肱动脉的情况。对Ⅲ、Ⅳ型骨折者要注意检查有无桡神经或尺神经牵拉损伤后的症状。

【治疗】

1. 整复方法

助手握患侧上臂下段，术者一手握前臂下段，令腕背伸使前臂伸肌群松弛，患肘半屈伸位；另一手四指扳住患肘内侧，拇指按在骨折块上，使患肢肘内翻，加大肘关节外侧间隙，拇指用力将骨折块向内按压，同时前臂旋后屈肘，即可复位。

2. 固定方法

用大平垫置于外髁部，胶布贴上，用4块夹板或硬纸壳，置前臂旋后、肘关节屈伸位固定，用三角巾悬吊胸前，2周后改屈肘90°位固定，至临床愈合为止。

3. 药物治疗

与"肱骨髁上骨折"相同。

4. 练功活动

初期作手指诸关节及耸肩活动，限制腕、肘关节活动及用力握拳动作。2周后，可练习腕、肩关节活动。解除固定后，加强肘关节屈伸活动。

5. 手术疗法

对于手法复位不成功者均应切开复位。麻醉下，肘外侧弧形切口，暴露骨折端，矫正翻转移位，用2枚克氏针交叉固定。术后用石膏托固定，屈肘90°。3周后拔针，解除石膏托，练习肘关节活动。术中应注意尽可能保留骨折块上附着物。

【经验体会】

肱骨外髁骨折，要求一次性准确复位固定，整复时间以8日内为好。固定期间要注意观察患肢血液循环，适时调整夹板松紧度，防止发生压疮或固定失效。应限制做腕关节强力背伸活动。

肱骨外髁骨折属骨骺损伤，为关节内骨折，在愈合和生长方面有潜在的问题，若处理不当常发生各种畸形和并发症，造成肘关节功能障碍。

第七节　肱骨内上髁骨折

【概述】

肱骨内上髁骨折是肘部损伤中最常见的一种，约占肘关节骨折的10%，仅次于肱骨髁上骨折与肱骨外髁骨折，占肘部损伤的第三位。骨折多发生在少年和儿童。这个年龄组，肱骨内上髁系属骨骺，尚未与肱骨下端融合，故易于撕脱，通称肱骨内上髁骨骺撕脱骨折。

【病因病机】

肱骨内上髁骨折常为平地跌倒或投掷运动致伤。根据损伤的严重程度，一般可分为Ⅳ度（图3-9）。

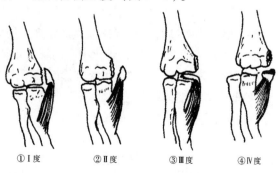

①Ⅰ度　　②Ⅱ度　　③Ⅲ度　　④Ⅳ度

图3-9　根据损伤的严重度分Ⅳ度

Ⅰ度损伤：仅有骨折或骨骺分离，移位甚微。

Ⅱ度损伤：骨块向下有移位，并向前旋转移位，可达关节水平。

Ⅲ度损伤：骨折块嵌夹在关节内，并有肘关节半脱位。

Ⅳ度损伤：肘关节后脱位或后外侧脱位，骨块夹在关节内。

【临床表现和诊断】

儿童比成年人多见。受伤后肘内侧和内上髁周围软组织肿胀，或有较大血肿形成。临床检查肘关节的等腰三角形关系存在。疼痛，特别是肘内侧局部肿胀、压痛、正常内上髁的轮廓消失。肘关节活动受限，前臂旋前、屈腕、屈指无力。合并肘关节脱位者，肘关节外形明显改变，功能障碍也更为明显，常合并有尺神经损伤症状。

发生肱骨内上髁撕脱骨折时肘关节内侧组织如侧副韧带、关节囊、内上髁和尺神经等均可能损伤。肘关节内侧肿胀、疼痛，局部皮下可见瘀血。压痛局限于肘内侧。有时可触及骨摩擦感。肘关节伸屈和旋转功能受限。

肱骨内上髁骨骺与肱骨下端内髁部分离、移位或旋转移位，并据骨折片移位情况判断其移位程度。儿童肱骨内上髁骨折，较易与肱骨内髁、桡骨小头撕脱骨折有移位者相混淆，儿童肱骨内髁骨骺尚未出现之前（通常6岁），骨化中心的征象不能在X线片显示出来，骨骺线未闭合，更增加了鉴别诊断难度，必要时拍对侧肘关节X线片。详细体格检查，询问受伤情况，结合年龄特点进行分析。只有这样，才能准确诊断并选用较好的手术治疗方法。

X线诊断十分重要，应注意仔细观察。

Ⅰ度骨折有时可能漏诊，但有以下情况存在应考虑有骨折存在的可能：

（1）当有脂肪垫征出现时，即肘部伤后出血或渗出物将冠状窝和鹰嘴窝内脂肪垫推开呈"八"字形。

（2）骨骺与干骺端不平行。

（3）骨骺边缘不清楚，特别是发现有薄层干骺端骨折片。

（4）肱骨下端内外侧突起对称者，因正常的肱骨下端内外侧突起形状是不对称的，内上髁向内突起较多。

Ⅱ、Ⅲ、Ⅳ度骨折应注意观察内上髁骨骺是否存在，如有困难应强调拍摄双侧同位置的正侧位或斜位 X 线片，观察双侧关节间隙是否等宽，双侧内上髁是否对称。5 岁以下的儿童，因肱骨内上髁的骨化中心尚未出现，故较难与肱骨内髁骨折区别。严重损伤时应注意有无合并桡骨头、尺骨鹰嘴、肱骨外上髁骨折存在。

尺神经走行于肱骨内上髁后方的尺神经沟内，骨折时尺神经可能被牵拉、辗挫，甚至连同骨折块一起嵌入关节间隙，造成尺神经损伤。

损伤类型：根据撕脱骨折片移位及肘关节变化，可分为四度。

Ⅰ度：肱骨内上髁骨折，轻度分离或旋转移位。

Ⅱ度：内上髁骨折片，牵拉移位明显，可达肘关节水平位，并可能有旋转移位，手法复位较困难。

Ⅲ度：骨折片撕脱，瞬间外翻暴力较大，使关节内侧张开，骨折片嵌夹在关节间隙内，此骨折片与关节囊粘在一起，如纽扣样进入关节，很难手法整复。

Ⅳ度：肱骨内上髁撕脱骨折伴肘关节脱位，为内上髁骨折最严重的损伤，少数有合并尺神经损伤。

主要进行查体及 X 线检查：查体注意有无休克、软组织伤、出血、检查创口大小、形状、深度及污染情况。有无骨端外露，有无神经、血管、颅脑、内脏损伤及其他部位的骨折。对严重伤员必须快速进行。

X线检查除肘关节正、侧位 X 线摄片外，尚应根据伤情拍摄特殊体位片及健侧肘关节正侧位片，尚应酌情行体层片或 CT 检查。

本病容易合并其他损伤，包括桡骨头、颈、尺骨鹰嘴骨折等。而本病最常见的并发症是肘内翻。有时伴有肘关节脱位，注意尺神经有无损伤。

【治疗】

无移位的肱骨内上髁骨折，无须复位，仅用长臂石膏托或超关节小夹板固定 3~4 周，拆除石膏或夹板后进行功能锻炼。Ⅱ度以上骨折应先利用手法复位，失败者再手术。

1. 整复方法

Ⅱ度骨折手法整复时，在屈肘 45°前臂中立位，术者以拇、食指固定骨折块，拇指自下方向上方推挤，使其复位。Ⅲ度骨折手法复位时，在拔伸牵引下，伸直肘关节，前臂旋后、外展，造成肘外翻，使肘关节的内侧间隙增宽，术者拇指在肘关节内侧触到骨折块的边缘时，助手即强力背伸患肢手指及腕关节，使前臂屈肌群紧张，将关节内的骨折块拉出，必要时术者还可用拇指和食指抓住尺侧屈肌肌腹的近侧部向外牵拉，以辅助将骨折块拉出关节间隙，以后再按Ⅱ度骨折做手法整复。Ⅳ度骨折应先将脱位的肘关节整复，助手两人分别握住患肢远、近端，尽量内收前臂，使肘内侧间隙变窄，防止骨折块进入关节腔内，术者用推挤手法整复肘关节侧方脱位，使其转化为Ⅰ度或Ⅱ度骨折，再按上法处理，整复时应注意勿使转变为Ⅲ度骨折，整复后应及时进行X线复查。整复后，应常规检查尺神经有无损伤。

2. 固定方法

对位满意后，在骨折块的前内下方放一固定垫，再用夹板超肘关节固定于屈肘90°位2～3周。

3. 练功活动

1周内只做手指轻微屈伸活动；1周后可逐渐加大手指屈伸活动幅度，禁忌做握拳及前臂旋转活动；2周后可开始做肘关节屈伸活动；解除固定后可配合中药熏洗并加强肘关节屈伸活动。

4. 药物治疗

与肱骨髁上骨折相同。

5. 手术疗法

除Ⅰ度骨折一般不会移位外，其他类型骨折复位后不稳定，可发生再移位，在这种情况下，可采用闭合穿针固定；如骨折片有旋转，手法难以复位者，可采用经皮钢针撬拨复位，并用1～2枚克氏针做内固定，术后用石膏托或超关节小夹板外固定3～4周。对于骨折分离明显或骨折片嵌入关节腔手法难以解脱，旋转移位手法未能纠正及合并尺神经损伤者，应切开复位探查。

【经验体会】

肱骨内上髁骨折为关节内骨折，Ⅰ、Ⅱ度骨折移位不大，预后较好，但肱骨内上髁是前臂屈肌总腱的附着点，要循序渐进地锻炼伸肘功能。肱骨内上髁Ⅲ、Ⅳ度骨折整复时，必先将卡在关节内的骨折块拉出关节，使其转成Ⅰ、Ⅱ度骨折，然后按Ⅰ、Ⅱ度处理，因肱骨内上髁骨折块较小，活动度大，容易移位，应加强复诊观察，随时调整夹板的松紧度。

整复肱骨内上髁骨折时，手法要轻、柔、稳、准，避免反复整复，且要特别注意骨折块不要偏向后方，以免损伤尺神经或形成尺神经沟狭窄，对合并尺神经损伤者，要早期诊断早期治疗。

第八节 尺骨鹰嘴骨折

【概述】

尺骨鹰嘴的关节面为半月切迹，其中间为隆起之嵴，恰与肱骨滑车沟相吻合，对肘关节的稳定性起主要作用。尺骨鹰嘴骨折以成年人为多见，是肘部常见的损伤之一，占全身骨折的 1.17%。

【病因病机】

1. 传递暴力造成的骨折

跌倒时肘关节在微屈位，手掌触地，身体重力和地面反作用力使肘关节突然屈曲，这一刺激使肱三头肌强力收缩。使前臂屈曲和肱三头肌收缩的力将造成鹰嘴的撕脱骨折。近端骨折块受肱三头肌牵拉，往往发生不同程度的向上移位。骨折线多发生在半月切迹关节面平面；造成关节内骨折。

2. 直接暴力造成的骨折

跌倒时肘关节在屈曲位，肘后方触地，地面撞击尺骨鹰嘴；或棍棒、石块等打击鹰嘴部，均可造成鹰嘴骨折。直接暴力造成的骨折，多系粉碎性骨折。且肱三头肌腱及其周围的软组织尚保持一定的连续性，故直接暴力造成的鹰嘴骨折往往移位不大。但常致皮肤损伤，造成开放性骨折。

【临床表现和诊断】

伤后尺骨鹰嘴部疼痛，局限性肿胀，肘关节屈伸活动障碍。骨折分离移位时，肘部肿胀较严重，鹰嘴两侧凹陷处隆起，可扪及骨折端的间隙和向上移位的骨折片，有时尚可扪及骨擦音或骨擦感，肘关节不能主动伸直或对抗重力。严重粉碎性骨折或骨折脱位，可伴有肘后皮肤挫伤或开放性损伤，或尺神经损伤等。

拍摄肘后正侧位 X 线照片可了解骨折类型和移位程度。X线侧位片较容易确定骨折情况，正位片可帮助了解骨折、脱位等合并损伤；此骨折有时需与青少年的骨骺线未闭合者相鉴别。对骨折诊断有怀疑时，应做健侧对照摄片，有助于诊断。

【治疗】

尺骨鹰嘴骨折系关节内骨折，要求解剖对位，以达到保持肱三头肌的肌力，恢复关节面的光滑，保持肘关节的稳定等目的。

对无移位骨折可用石膏托或肘关节半伸直夹板外固定 3～4周，逐步练习功能活动。

1. 整复方法

先将鹰嘴处血肿抽吸干净，术者一手扶持前臂，一手拇、示指捏住鹰嘴突向远侧推按，同时伸肘、闻及骨擦音，则骨折端已对合（图 3－10）。

2. 固定方法

可用弧形夹板，硬纸壳或石膏托固定肘关节半屈伸位（135°左右）2～3 周。有明显移位者，固定于肘伸直位 2 周，以后逐渐屈肘 90°位 1～2 周（图 3－11）。

3. 练功活动

外固定 2～3 天后开始前臂旋前、旋后练习，2 周时开始肘关节屈、伸运动练习。

4. 药物治疗

（1）分证论治：同肱骨干骨折。

（2）中成药：如愈伤灵胶囊、接骨七厘片、仙灵骨葆胶囊等。

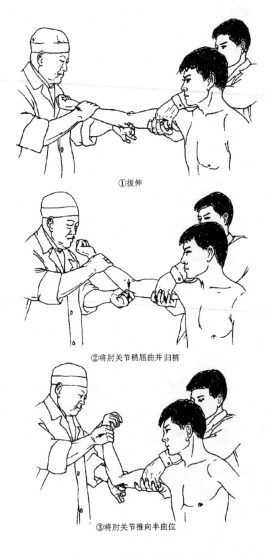

①拔伸

②将肘关节稍屈曲并归挤

③将肘关节推向半曲位

图 3 - 10 尺骨鹰嘴骨折的整复

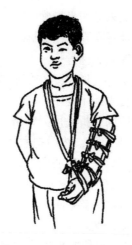

图3－11　伸肘夹板外固定

（3）外洗药：解除夹板后，用中药熏洗肘关节，可用活血藤、大伸筋、生卷柏、路路通各50 g，桑枝、桂枝各10 g等，或用海桐皮汤或骨科外洗一方、二方等。

5. 手术疗法

对移位的尺骨鹰嘴骨折，手法复位失败，可切开复位内固定。肘关节伸直位固定，3周后去固定，功能锻炼。

【医案介绍】

高某，男，13岁，山西省孝义人，学生。

患儿2018年2月9日不慎滑倒，左肘关节着地，当时疼痛难忍，左上肢活动受限，当即由家人送至附近医院骨科就诊。摄X线片示：左尺骨鹰嘴撕脱性骨折，建议手术治疗。患儿家长要求保守治疗，随即就诊于孝义市正骨医院。

查体：患儿一般状况良好。左前臂瘀血肿胀严重，活动受限。触诊检查发现，患者肘后局部压痛阳性，可触及骨擦感，患肢末梢血运及运动感觉未见明显异常。

X 线片示：左尺骨鹰嘴撕脱性骨折。

诊断：左尺骨鹰嘴撕脱性骨折。

治疗：患儿取坐位，一助手站在伤肢外侧，双手固定上臂，医者站在患者前方，首先采用复贴手法疏通局部气血，继而一手拇、食、中三指将撕脱的骨折块用力归挤，另一手握住前臂下端缓慢牵引摇晃至骨擦感消失，然后把肘关节缓缓伸直并屈伸数次，将骨折复位。复位后患肢掌心向上，鹰嘴部用抱骨垫及超肘夹板固定于肘关节屈曲 20°~40°位。

2 天后查房，患儿一般情况良好，未诉不适，左肘关节夹板固定良好，患肢末梢血液循环正常。

5 天后查房，患儿一般情况良好，左肘关节肿胀减轻，压痛不显，患儿家长要求出院，回家静养，予以出院。

【经验体会】

尺骨鹰嘴骨折大多数是关节内骨折，手法复位应力求恢复光滑的关节面和正常的伸肘力量，有时虽经手法复位，但往往不能克服肱三头肌的牵拉，骨折易再分离，宜多次观察移位情况。尺骨鹰嘴骨折，骨折复位容易，固定困难，外固定器治疗或手术固定也是为了更好的恢复肘关节功能，无论哪种固定方法，肘关节后期的功能锻炼需遵守循序渐进的原则进行。

第九节　桡骨头骨折

【概述】

桡骨头骨折包括桡骨头部、颈部骨折和桡骨头骨骺分离，桡骨小头骨化中心出现于 5~6 岁，至 15 岁骨骺线闭合。桡骨头和颈的一部分位于关节囊内，环状韧带围绕桡骨头的 4/5，故桡骨头骨折属于关节内骨折，桡骨头骨折临床上易漏诊和误诊。若未能及时治疗，将造成前臂旋转功能障碍或创伤性关节炎。跌倒时肘伸直，前臂旋前位手掌触地，暴力由桡骨下端向上传达，使肘关节过度外展，桡骨头冲击肱骨头被挤压而发生骨折。

桡骨头骨折临床上分为 6 种类型。

1. 青枝骨折

桡骨颈外侧骨皮质压缩或皱折，内侧骨皮质被拉长，骨膜未完全破裂，桡骨头颈向外弯曲，仅见于儿童。

2. 裂缝骨折

桡骨头部或颈部呈裂缝状的无移位骨折。

3. 劈裂骨折

桡骨头外侧劈裂，骨折块占关节面的 1/3~1/2，且常有向外下方移位。

4. 粉碎骨折

桡骨头呈粉碎状，骨碎片有分离，或部分被压缩而使桡骨头关节面中部塌陷缺损。

5. 嵌插骨折

桡骨颈骨质嵌插，在颈部有横形骨折线，无明显移位。

6. 嵌插合并移位骨折

桡骨颈骨折或桡骨小头骨骺分离，骨折近端向外移位，桡骨关节面向外倾斜，呈"歪戴帽"式移位。

【临床表现和诊断】

伤后肘部疼痛，外侧明显肿胀，桡骨小头部明显有压痛，前（臂）旋转功能受限。

X线检查可以明确诊断，根据X线表现可将桡骨小头骨折分为以下类型：

Ⅰ型：裂纹骨折，骨折无移位或移位小于1 mm。

Ⅱ型：桡骨头纵行骨折，骨折块移位大于1 mm。

Ⅲ型：桡骨头粉碎，但骨折无明显移位，仍保留关节面外形者。

Ⅳ型：桡骨头粉碎，且有明显移位。

Ⅴ型：桡骨颈部骨折或桡骨头骨骺损伤，骨折线未通过关节面。

【治疗】

对无移位或移位不多而不影响旋转功能的桡骨头骨折，如嵌插性骨折，关节面倾斜度在30°以内，塌陷性骨折占周径1/3以内者在局麻下采用手法复位，石膏托固定，三角巾悬吊前臂即可。

1. 整复方法

肘伸直，一助手牵引上臂，术者一手牵前臂在肘关节内收位来回旋转，另一手的拇指用力从桡骨头的下外方向上及向尺侧推挤，使其复位。复位前先用手指在桡骨头外侧进行按摩，迫使局部肿胀消退，准确地摸到移位的桡骨头。

2. 固定方法

复位成功后，在桡骨头颈部放置一葫芦垫，使之呈弧形压于桡骨头的外侧，超肘关节夹板固定将肘关节固定于屈曲 90°，前臂旋前位，固定 3～4 周。也可用石膏托将肘关节固定于屈曲 90°，前臂中立位，注意在桡骨头外侧加压塑形，3～4 周后可拆除石膏。

3. 练功活动

整复后即可做手指、腕关节屈伸活动，并用力握拳和肩关节活动锻炼，但禁止做前臂旋转活动和肘关节屈伸活动。3 周后做肘关节屈伸活动。解除外固定后重点练习前臂旋转活动。

4. 药物治疗

早期治则是活血祛瘀、消肿止痛；中期治则是和营生新、接骨续筋；后期治则是养气血、补肝肾、壮筋骨。儿童骨折愈合较快，在中后期主要采用中药熏洗。

5. 手术治疗

若手法整复不成功、固定失败、陈旧性骨折不能行手法复位，可考虑切开复位内固定术、桡骨头切除术或桡骨头置换术。

【经验体会】

桡骨头骨折为关节内骨折，要求有良好的复位，否则可致肘关节伸屈功能和旋转功能障碍。固定后要注意患肢血液循环，定期检查石膏、夹板固定情况及松紧度，术后要注意检查腕部和手指的感觉及运动情况，以了解是否有桡神经深支损伤的迹象。

第十节　尺桡骨骨折

【概述】

前臂骨由尺骨及桡骨组成。尺骨近端的鹰嘴窝与肱骨滑车构成肱尺关节。桡骨小头与肱骨小头构成肱桡关节。尺桡骨近端相互构成尺桡上关节。尺骨下端为尺骨小头，借助三角软骨与腕骨近侧列形成关节。桡骨下端膨大，与尺骨小头一起，与近侧列腕骨形成桡腕关节。桡尺骨下端又相互构成下尺桡关节。

尺桡骨之间由坚韧的骨间膜相连。由于尺骨和桡骨均有一定的弯曲幅度，使尺、桡骨之间的宽度不一致，最宽处为 2.0 cm。前臂处于中立位时，骨间膜最紧张，在极度旋前或旋后位时最松弛。骨间膜的纤维方向呈由尺侧下方斜向桡侧上方，当单一尺骨或桡骨骨折时，暴力可由骨间膜传达到另一骨干，引起不同平面的双骨折，或发生一侧骨干骨折，另一骨的上端或下端脱位。

尺、桡骨干有多个肌肉附着，起、止部位分布分散。当骨折时，由于肌肉的牵拉，常导致复杂的移位，使复位时十分困难。

【病因病机】

1. 直接暴力

多为重物砸伤，撞击伤和压轧伤。两骨多在同一平面骨折，呈横断、粉碎或多段骨折。软组织损伤较重，骨折不稳定，愈合慢，功能恢复差。

2. 间接暴力

跌倒时手掌着地，地面的反作用力上传，在桡骨中或上 1/3 部发生横断或锯齿状骨折。残余暴力通过骨间膜转移到尺骨，在较低平面产生尺骨斜形折断，骨折移位虽多，但软组织伤不重，处理易，预后好。

3. 扭转暴力

在遭受传达暴力的同时，前臂又受到一种扭转外力，如前臂极度旋前或旋后扭转，造成两骨的螺旋形骨折。

按 AO 分类法，尺桡骨干骨折分为：

A 型：简单骨折。A1 型为单纯尺骨骨折，桡骨完整；A2 型为单纯桡骨骨折，尺骨完整；A3 型为尺桡骨干双骨折。每一亚型又根据不同情况各分为 3 级，其中 A1 型合并桡骨头脱位（即孟氏骨折）为 A1 三组；A2 型合并下尺桡关节脱位为 A2 三组。

B 型：楔形骨折。B1 型为尺骨楔形，桡骨完整；B2 型为桡骨楔形，尺骨完整；B3 型为尺或桡骨中一骨为楔形，另一骨为简单骨折或楔形骨折。与 A 型一样，每一亚型又各分为 3 组。

C 型：复杂骨折。C1 型为尺骨复杂骨折，桡骨完整；C2 型为桡骨复杂骨折，尺骨完整；C3 型为尺、桡骨干均为复杂骨折。与 A、B 型一样，又各分为 3 组。

【临床表现与诊断】

受伤后，前臂出现疼痛、肿胀、成角畸形及功能障碍。检查局部明显压痛，可扪及骨折端骨摩擦感及假关节活动。在临床工作中，可不检查骨折端的摩擦感及假关节活动，以免增加创伤及患者痛苦。听诊发现，骨传导音减弱或消失。正位及侧位 X 线照片检查应包括肘关节或腕关节，可发现骨折的准确部位、骨折类型及移位方向，以及是否合并有桡骨头脱位或尺骨小头脱位。尺骨上 1/3 骨干骨折可合并桡骨头脱位，称为 Monteggia 骨折。桡骨干下 1/3 骨折合并尺骨小头脱位，称 Galeazzi 骨折。

严重尺、桡骨干骨折可合并神经血管损伤，或因严重肿胀发生骨筋膜室高压，应仔细检查手的血液循环及神经功能。

【治疗】

桡尺两骨骨折后，在骨折远、近段之间可发生重叠、旋转、成角及侧方移位四种畸形。治疗时需将桡尺两骨远、近段正确对位，四种畸形均得到矫正，恢复两骨的等长及固定的生理弧度，才能恢复前臂的旋转功能。

这种骨折的复位很困难，复位后很容易变位。以往，对成人前臂双骨折多数人主张切开复位内固定。现多数病例可用"分骨"手法复位。

复位时由掌背两侧夹挤"分骨"，使上下两骨折段各自分开，悬张于两骨间的骨间的骨间膜在紧张的情况下，牵动桡尺骨骨间嵴相互对峙。远、近骨折端会自动地旋转到中立位。难以控制的旋转移位，就比较容易地得到矫正。在"分骨"力的作用下，桡、尺两骨远、近骨折段相互稳定，骨折端间距自然等，各自成为一个单位，双骨折就能像单骨折一样同时对位。

骨折复位成功后，利用前臂的这个解剖特点，以分骨垫和局部夹板外固定，将前臂固定在中立位，分骨垫承受夹板在布带捆紧后所形成的压力继续发挥分骨作用，防止远、近两骨折段再靠拢，也有效地控制了不利于骨折愈合的旋转活动。

1. 整复方法

患者平卧或坐位，肩外展 90°，肘屈曲 90°，中、下 1/3 骨折取前臂中立位，上 1/3 骨折取前臂旋后位，由两助手做拔伸牵引，矫正重叠、旋转及成角畸形。

尺桡骨干双骨折均为不稳定时，如骨折在上 1/3，则先整复尺骨；如骨折在下 1/3，则先整复桡骨；骨折在中段时，应根据两骨干骨折的相对稳定性来决定。

若前臂肌肉比较发达，加之骨折后出血肿胀，虽经牵引后重叠未完全纠正者，可用折顶手法加以复位。若斜形骨折或锯齿形骨折有背向侧方移位者，应用回旋手法进行复位。

若尺、桡骨骨折端互相靠拢时，可用挤捏分骨手法，术者用两手拇指和食、中、环三指分置骨折部的掌、背侧，用力将尺、桡骨间隙分到最大限度，使骨间膜恢复其紧张度，向中间靠拢的尺、桡骨断端向尺、桡侧各自分离（图3－12）。

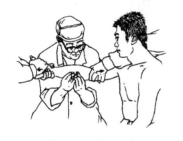 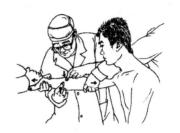

①在持续拔伸下施挺托法　　　　②在持续技伸下施推按法

图3－12　尺桡骨骨折的整复

2. 固定方法

（1）小夹板固定：整复满意后，在维持牵引下，如肿胀较重，可敷以消肿膏，而后用绷带松缠3~4层，掌背侧骨间隙各置一分骨垫（图3－13），其放置部位，掌侧在掌长肌与尺侧屈腕肌之间；背侧在尺骨背面的桡侧缘，放妥后用胶布固定，再放纸垫，一般上及中1/3骨折在前臂掌侧面（相当于骨折部）放一小纸垫，在前臂背侧各置一纸垫，施行三点加压法维持桡、尺骨于背曲的生理弧度。背侧板上端达鹰嘴窝，下端超过腕关节1 cm，掌侧板上达肘横纹、下齐腕关节；桡侧板上齐桡骨头，下达桡骨茎突平面；尺侧板上齐鹰嘴突，下达第五掌骨颈部。肘屈90°，前臂中立位，用三角巾悬挂胸前（图3－14）。

（2）石膏固定：上肢石膏，在上石膏的同时，要在尺桡骨前后加压塑形使尺桡骨向两侧分开，以免骨折端发生再移位。石

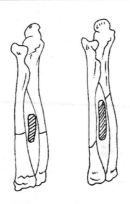

图 3 – 13　分骨垫放置法

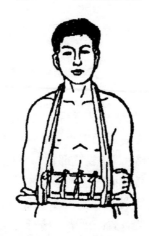

图 3 – 14　夹板固定外观

膏固定后立即将石膏纵行剖开，以防发生血液循环障碍。

　　3. 练功活动

　　早期做握拳动作，一周后开始肩、肘关节活动，如托手屈肘、双手推车、大云手、小云手等。解除固定后，可做前臂旋转锻炼，如反转手等。

4. 药物治疗

按骨折三期辨证用药，若尺骨下 1/3 骨折愈合迟缓时，要着重补肝肾、壮筋骨以促进其愈合，若后期前臂旋转活动仍有阻碍者，应加强中药熏洗。

5. 手术疗法

对软组织损伤较重的开放骨折、尺桡骨干多处骨折，以及难以手法复位或难以外固定的骨折，应切开复位，行钢板或髓内针、钢针、螺钉内固定。

【医案介绍】

翟某，男，17 岁，山西省孝义市人，学生。

患者 2020 年 1 月 22 日上体育课时不慎摔倒，右前臂先着地，随即右前臂瘀血肿胀严重，右上肢功能活动障碍。就诊于山西孝义市正骨医院，X 线片检查显示：右尺桡骨骨折。

查体：患者痛苦面容，一般情况可。右前臂瘀紫肿胀严重、成角畸形，压痛阳性，可扪及明显骨断端及骨擦感，右手各指活动略受限。

X 线片示：右尺桡骨双骨折（图 3 - 15）。

诊断：右尺桡骨双骨折。

治疗：患者取坐位，一助手立于患者后侧，双手对握右上臂上端固定；二助手立于患者右前方，一手掌与患者手掌对握，另一手掌握腕上，两人缓缓用力牵拉拔伸至前臂旋后位。医者立于伤臂外侧，双拇指在尺侧，余指在桡侧，在分骨情况下，掐按住骨折两断端，当手下有骨擦感时，提示骨折端已牵开；医者双拇指轻轻向桡侧压远端，余指向上端提骨折近端，对接复位。整复时注意保持尺桡骨间隙，复位后尺桡骨中间放置分骨垫用夹板固定，屈肘悬吊于胸前。嘱患者注意事项，内服活血药物。

10 天后患者疼痛明显减轻，停活血药物。复位后 X 线片复查提示：骨折对位对线明显改善（图 3 - 15）。患者及家长要求出院回家静养。2020 年 5 月 5 日来院复查，对位良好，骨折愈合。

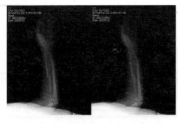 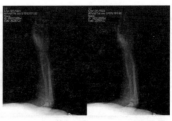

①复位前　　　　　　　　　②复位后

图 3 - 15　右尺桡骨骨折

【经验体会】

前臂的主要功能是旋转，治疗时尽可能恢复肢体的长度、位置、轴线。复位固定后，应注意患肢远端血运情况以便及时调整夹板松紧度，肿胀较重者可适当轻柔按摩患侧手部。若固定后患肢疼痛剧烈、肿胀严重、手指麻木发凉、皮肤发绀，应及时解除外固定。在固定期间，应使前臂维持在中立位，要鼓励和正确指导患者做适当的练功活动。固定早期应每隔 3 ~ 4 天复查 X 线片1 次，注意有无发生再移位，发现再移位，应及时纠正。此外，在更换外敷伤药、调整夹板松紧度及拍片复查时，应用双手托平患肢小心搬动，切不可用一手端提患肢，同时还应避免伤肢前臂的任何旋转活动，以防骨折再移位。

第十一节 尺骨干骨折

【概述】

较少见。骨折多发生在下 1/3 部，因桡骨完整，有骨间膜相连，骨折很少移位。由于外力的方向及旋前方肌的牵拉，骨折端常向掌、桡侧倾斜。

【病因病机】

直接暴力和间接暴力均可造成尺骨干骨折，但绝大多数为直接暴力所致。直接暴力所致者多为前臂背侧遭受打击、撞击或挤压而引起。常为横断或粉碎性骨折。偶可由间接暴力所致，如跌倒时手掌着地，前臂突然极度向前扭转，致使尺骨遭受扭转暴力，在中、下 1/3 交界处发生螺旋形骨折。

尺骨干骨折后，因为有完整的桡骨支撑，又有骨间膜相连，骨折一般移位较少。骨折近端因受肱肌的牵拉而向前移位；由于外力的作用方向和旋前圆肌、旋前方肌的牵拉作用，骨折远端可向桡、掌侧轻度侧方移位。由于尺骨略向背侧突出，同时因肌肉附着于尺骨的前方，故虽在背侧遭受暴力，但仍可向背侧轻度成角移位。

【临床表现和诊断】

伤后局部疼痛、肿胀、瘀斑，部分患者骨折处可有轻度向背侧成角畸形。检查时，局部有明显压痛和纵向叩击痛，前臂旋转时疼痛加重。因尺骨位置表浅，在皮下易摸到两骨折端有异常活动和骨擦音。

拍摄 X 线正、侧位片可了解骨折类型和移位情况，摄片时应包括腕、肘关节。若早期的 X 线片未发现骨折，但临床症状和体征明显者，则应在伤后 1 周再摄片，此时往往因骨折端间骨质吸收，骨折线可清楚地显示出来。若尺骨干上 1/3 骨折，有明显成角或缩短畸形，应注意是否合并桡骨头脱位，拍摄 X 线片时，应包括肘关节；若尺骨干下 1/3 骨折，伴有严重的成角和重叠移位者，应注意是否有下桡尺关节脱位，拍摄 X 线片时，应包括腕关节，以免漏诊。

【治疗】

1. 整复方法

伤后前臂肿胀、疼痛，常可触及移位的骨折端。患者仰卧，肩外展，肘屈曲 90°，两助手行拔伸牵引。尺骨骨折时，前臂内旋位，一助手固定肘上，另一助手牵拉小鱼际和尺侧三个手指对抗牵拉，牵开重叠后常用推挤提按、折顶成角、夹挤分骨等手法。

2. 固定方法

先放置掌、背侧分骨垫各一个，再放好其他固定垫，尺骨下 1/3 骨折，则尺侧板须超腕关节，使腕部固定于桡偏位。最后再用带柱托板放置于前臂尺侧，手握托柱，以限制前臂旋转；最后用 4 条布带固定。一般屈肘 90°，前臂中立位，用三角巾悬挂于胸前。

3. 练功活动

初期鼓励患者做握拳锻炼，待肿胀基本消退后，开始肩、肘关节活动，如弓步云手；解除固定后，可做前臂旋转活动锻炼。

4. 药物治疗

与尺桡骨干双骨折相同。

5. 手术疗法

手法复位困难或复位后不稳定者，可根据骨折情况行切开复位钢板内固定术和髓内针内固定术。术后石膏固定8~10周。

【经验体会】

尺骨干单独骨折时，骨折近端被肱骨牵向前方，骨折远端因旋前方肌作用而牵向桡侧，尺骨骨折复位的典型体表标志是恢复尺骨脊的生理轴线。

第十二节　桡骨干骨折

【概述】

较尺骨干骨折多见。因有尺骨支持，骨折重叠移位不多，主要是旋转移位。

直接暴力和间接暴力均可造成桡骨干单骨折，但多见于间接暴力造成。直接暴力多为打击或重物压砸于前臂桡侧所致，以横断或粉碎骨折较多见。儿童骨质柔软，多为青枝骨折或骨膜下骨折。

桡骨干骨折后，因有尺骨的支撑，且上、下桡尺关节多无损伤，一般骨折端无重叠移位。因受骨间膜的牵拉可向尺侧成角，但主要是由于肌肉牵拉而发生旋转移位。桡骨干上1/3骨折，即骨折线位于旋前圆肌止点以上时，由于肱二头肌和旋后肌的收缩牵拉，骨折近端常向后旋转移位；由于旋前圆肌和旋前方肌的收缩牵拉，骨折远端尚向前旋转移位。桡骨于中1/3或中下1/3骨折，即骨折线位于旋前圆肌止点之下时，因肱二头肌与旋后肌的旋后力，与旋前圆肌的旋前力相抵消，故骨折近端处于中立位，骨折远端因受旋前方肌的牵拉而向前旋转移位。

【临床表现和诊断】

局部肿胀、压痛，前臂旋转功能障碍，可触及骨擦音。

X 线摄片可明确骨折类型与移位情况，但应包括腕关节和肘关节。注意有无上、下尺桡关节脱位。

【治疗】

1. 整复方法

臂丛麻醉下复位，骨折在中或下 1/3 时，前臂置中立位；在上 1/3 时置旋后位。对抗牵引下先纠正重叠畸形，用分骨法纠正尺侧移位，折顶法纠正掌背侧移位。一旦重叠牵开，听到"咔嗒"声，表示骨折复位。

2. 固定方法

整复后，先临时固定，经 X 线检查对位满意后，正确固定。外固定 5 ~ 7 周，根据 X 线摄片及临床检查情况，决定是否去除固定。

3. 练功活动

早期做握拳活动，1 周后开始肩、肘关节活动，如托手屈肘、双手推车、大云手、小云手等。解除固定后，做前臂旋转锻炼。

4. 药物治疗

同尺桡骨骨折。

5. 手术治疗

（1）手术适应证：闭合复位失败；不稳定骨折，闭合复位后外固定困难。

（2）手术方法：切开复位钢板螺丝钉内固定术，桡骨远端骨折，采用 Henry 入路，显露骨折端，清除凝血块，骨折复位

后，钢板置于背侧螺丝钉固定。如骨折位于近端 1/2，采用背侧
Thompson 入路，钢板置于掌侧螺丝钉固定。位于中 1/3 的骨折，
两种入路均可以采用。术后石膏托外固定。

【经验体会】

　　青少年骨折愈合速度快，骨痂塑形能力较强，复位不需要强
求解剖复位。复位时要求手法娴熟、连贯性强、力点准确、畸形
消失手法即停，避免反复牵拉加重局部损伤。

第十三节　尺骨上 1/3 骨折合并桡骨头脱位

【概述】

　　由 1914 年 Monteggia 首先报告两例尺骨上 1/3 骨折合并桡骨
头向前脱位的病例而得名。1976 年 Bado 将尺骨骨折合并桡骨头
脱位者总称为 Monteggia 损伤。依受伤机理分成四型：①伸直型，
多为儿童，特点是尺骨上中 1/3 骨折向掌侧成角。并有桡骨头前
脱位。多由前臂旋前位跌倒间接暴力所致，外力直接打击尺骨背
侧亦可造成伸直型骨折。②屈曲型，主要是成年人肘关节屈曲，
前臂旋前位跌倒，手掌着地，尺骨上中段骨折，向背侧成角，桡
骨头向后脱位。③内收型，见于幼儿，骨折发生于干骺端，横
断、纵裂，骨折向桡侧成角，桡骨头向桡侧脱位。伸肘的上肢处
于内收位跌倒，肘内侧受直接外力都可造成此种骨折。④特殊
型，多数为成人，其特点是尺桡骨干双骨折，桡骨头向前脱位。

【病因病机】

　　直接暴力和间接暴力均能引起此骨折，但以间接暴力多见。

关于骨折发生机制，认识尚不统一，有先脱位后骨折和先骨折后脱位两种观点。幼儿发生孟氏骨折时，可以仅见尺骨骨折而无桡骨头脱位，似乎更支持后一种观点。

【临床表现和诊断】

有明确外伤史，各型孟氏骨折临床上的共同特点，是肘部和前臂上段肿胀及疼痛，压痛局限于尺骨骨折处及桡骨头部位。有时可以触及脱位的桡骨头，尺骨骨折处有异常活动，可闻及骨擦音，肘关节屈伸及前臂旋转活动均受限。在内收型中因桡骨头向外侧脱位，而使桡神经损伤发生率更高。

X 线照片检查可以明确骨折的类型和移位的方向。拍摄 X 线片时应包括肘、腕关节，注意有无合并上、下尺桡关节脱位。尺骨上 1/3 骨折合并桡骨头脱位，若不注意临床检查，常易发生漏诊。必须根据受伤史、临床症状和体征，并认真阅读 X 线片，以作出正确诊断。凡有明显重叠或成角移位的尺骨上、中段骨折，X 线照片必须包括肘、腕关节，以免遗漏桡骨头脱位的诊断。正常桡骨头与肱骨头相对，桡骨干纵轴线向上延长，一定通过肱骨小头的中心。肱骨小头骨骺一般在 1～2 岁时出现，因此，对 1 岁以内的患儿，最好同时拍摄健侧 X 线片以便对照。如患侧尺骨上 1/3 骨折出现桡骨干纵轴线有向外或向上移，应诊断为尺骨上 1/3 骨折合并桡骨头脱位。如 X 线片上仅有尺骨上、中段骨折而无桡骨头脱位者，应详细询问病史，认真检查桡骨头处有无压痛，注意对桡骨头脱位由于伤者的活动或检查而自动还纳者，亦应按照尺骨上 1/3 骨折合并桡骨头脱位处理。

【治疗】

一般孟氏骨折均可用手法整复、小夹板或石膏外固定治疗，多次整复失败及陈旧性孟氏骨折应切开复位内固定。

1. 整复方法

（1）牵引：患前臂置中立位。伸直型骨折，肘关节屈曲90°；屈曲型骨折，肘关节伸直位。两助手对抗牵引3~5分钟，矫正重叠或成角。

（2）推挤：术者双拇指分别推挤脱位的桡骨头，使之复位。伸直型骨折，向尺背侧推挤；屈曲型骨折，向尺掌侧推。

（3）挤按：远端助手将牵引力量移至小鱼际，重点牵引尺骨。术者双掌根分别置于尺骨折端的掌背侧，对向用力挤按，矫正尺骨掌背侧成角及侧方移位。

（4）分骨：术者双拇指置于掌侧骨间隙，其余四指置背侧骨间隙。协同用力，向尺侧分骨，远端助手配合桡偏腕关节，矫正尺骨桡成角及向桡侧的侧方移位。

2. 固定方法

可用前臂夹板或石膏托外固定。在维持牵引下，桡骨头及骨折处放置葫芦垫或平垫，以四块夹板超肘固定，伸直型和内收型骨折肘关节屈曲90°位；屈曲型则肘关节置于伸直位2周，其后改为屈曲位固定。

3. 练功活动

早期做握拳与腕关节屈伸活动，2~3周后逐渐做肘关节屈伸活动，骨折临床愈合后方可练习前臂旋转活动。

4. 药物治疗

同尺桡骨骨折。

5. 手术疗法

（1）手术适应证：儿童骨折闭合复位失败；成人Monteggia骨折。

（2）手术方法：尺骨骨折可用髓内针或钢板固定，桡骨小头手法复位后修复环状韧带。陈旧性骨折者，对尺骨可行切开复位内固定，桡骨头可行切除术，但儿童最好不切除桡骨头，以免影响桡骨的生长发育而引起尺桡关节的变化，故应将桡骨头复位，重建环状韧带。术后前臂旋后位固定 6 周，然后开始主动功能锻炼。当骨折愈合后，去除保护性石膏托。

【经验体会】

骨折损伤后，应注意腕、手的感觉，检查是否合并桡神经的损伤。复位固定后，应注意观察患肢的血液循环情况，卧床休息时抬高患肢，以利肿胀消退，要经常检查夹板固定的松紧度，注意压垫是否移动，且应防止压疮及筋膜间室综合征的形成。定期复查 X 线片，了解骨折是否移位及其愈合情况，以便及时发现并纠正移位。

第十四节　桡骨下 1/3 骨折合并桡尺下关节脱位

【概述】

桡骨干中下 1/3 骨折合并桡尺下关节脱位称 Galeazzi 骨折脱位。Galeazzi 于 1934 年首先报告 18 例。近年有人将桡骨干骨折和桡尺骨双骨折伴桡尺远侧关节脱位者均归于此类损伤。以作用于前臂过度旋前的直接暴力和腕关节背屈、手掌桡侧着地摔倒而发生的间接暴力致伤最常见。暴力通过桡腕关节作用于桡骨产生骨折，同时撕裂三角纤维软骨或将尺骨茎突撕脱，致桡尺远侧关节脱位。脱位方向有三：①桡骨远端向近侧移位，最常见；②尺骨小头向掌或背侧移位，背侧移位多见；③尺桡分离。一般三个方向的移位多同时存在。

【病因病机】

可以发生于跌倒时，手部桡侧撑地，前臂旋前，腕背伸位，也可由于暴力直接作用于前臂的桡背侧所致。下尺桡关节脱位可轻可重，同时损伤三角软骨或撕脱尺骨茎突。骨稳定性较差。

【临床表现和诊断】

伤后前臂中下段及腕部疼痛、肿胀，桡骨干下 1/3 部向掌侧或背侧成角，尺骨小头常向尺侧、背侧突起，腕关节呈桡偏畸形。桡骨下 1/3 部压痛及纵叩痛明显，有异常活动及骨擦音，下尺桡关节松弛，按压尺骨小头有弹跳感，并有挤压痛，前臂旋转功能障碍。桡骨干骨折有明显成角或重叠移位，而尺骨未见骨折或弯曲畸形时，应考虑合并下尺桡关节脱位。临床检查时，若只注意骨折征象，而忽略下尺桡关节的体征，则容易漏诊。

X 线检查时，应拍正、侧位片，必须包括腕关节，以确定骨折类型和移位情况，并可观察下尺桡关节是否有分离及分离程度，以及是否伴有尺骨茎突骨折。侧位片示桡尺骨骨干正常应相互平行重叠，若桡、尺骨干下段发生交叉，尺骨头向背侧移位，则为下尺桡关节脱位。正位片示，桡尺骨骨间隙变宽，成人若超过 2 mm，儿童若超过 4 mm，则为下尺桡关节脱位。桡骨干骨折单纯成角而无重叠移位，尺骨远端向背侧或掌侧脱位时，尤其容易漏诊。因此，拍摄 X 线片时，必须包括腕关节，并必须认真进行临床检查和仔细观察正、侧位片，以免漏诊，影响治疗效果。

【治疗】

1. 整复方法

患者平卧，肩外展、肘屈曲、前臂中立位，两助手行拔伸牵引3~5分钟，将重叠移位拉开。然后整复下桡尺关节脱位，术者先用手将向掌或背侧移位的尺骨远端按捺平整，再用两拇指由桡、尺侧向中心紧扣下桡尺关节。关节脱位整复后，将备妥的合骨垫置于腕部背侧，由桡骨茎突掌侧1 cm处绕过背侧到尺骨茎突掌侧半环状包扎，再用4 cm宽绷带缠绕4~5圈固定。然后嘱牵引远段端的助手，用两手环抱腕部维持固定，持续牵引。桡骨远折端向尺侧掌侧移位时，一手作分骨，另一手拇指按近折端向掌侧，示、中、环三指提远折端向背侧，使之对位。桡骨远折端向尺侧背侧移位时，一手作分骨，另一手拇指按远折段向掌侧，示、中、环三指提近折端向背侧，使之对位。骨折整复后，再次扣挤下桡尺关节。如合骨垫松脱，则重新固定。经X线透视检查，位置满意，再正式固定。

2. 固定方法

复位后，在维持牵引和分骨下，捏住骨折部，可敷消肿药膏，再用绷带松包扎3~4层，掌、背侧骨间隙处各放一个分骨垫。桡骨远折端向尺侧偏移者，分骨垫在骨折线远侧占2/3，近侧占1/3。用手捏住掌、背侧分骨垫，各用2条胶布固定。再根据骨折远段移位方向，加用小平垫。然后放置掌、背侧夹板，用手捏住，再放桡、尺侧夹板，桡、背侧夹板下端稍超过腕关节，以限制手的桡偏，尺侧夹板下端不超过腕关节，以利于手的尺偏。借紧张的腕桡侧副韧带牵拉桡骨远近端向桡侧，克服其尺偏倾向。对于桡骨骨折线自外上方斜向内侧下方的患者，分骨垫置骨折线近侧，尺侧夹板改用固定桡、尺骨干双骨折的尺侧夹板（即长达第5掌骨颈的尺侧夹板），以限制手的尺偏，有利于骨折以对位。成人固定于前臂中立位6周，儿童则为4周（图3－16，图3－17）。

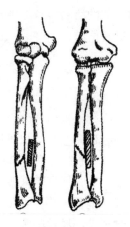

图 3 - 16　分骨垫放置法

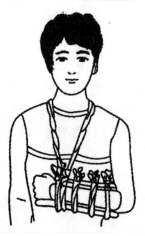

图 3 - 17　腕关节桡偏固定

3. 练功活动

　　固定后，开始做手部握拳动作，以减轻前臂远端的肿胀，并可使骨折端紧密接触，增加稳定性。严禁做前臂的旋转活动。中期可进行肩关节、肘关节的活动。解除夹板固定后，逐步进行前臂旋转和腕关节屈伸旋转活动。

4. 药物治疗

与尺桡骨骨折同。

5. 手术疗法

对不稳定性骨折，应行手术切开内固定。因桡骨干下部髓腔宽，髓内针固定不稳，多数人主张用加压接骨板。粉碎性骨折进行植骨，术后用前臂"U"形石膏固定 5~6 周。对陈旧性骨折，如骨折已愈合，畸形不明显，但有前臂旋转、受限及疼痛者，可将尺骨小头切除以改善功能。畸形严重者，必须矫正桡骨畸形，用接骨板内固定，同时植骨。尺骨小头一般不同时切除，待桡骨愈合后，再酌情而定。

【经验体会】

桡骨下 1/3 骨折合并桡尺远侧关节脱位属于不稳定性骨折，复位与固定后极易发生再移位，3 周内必须严密观察，如有移位，应及时整复。要经常检查夹板和分骨垫的位置是否合适，松紧度如何。早期练习握拳、伸指活动，但要严格限制前臂旋转，避免手的尺偏活动。

第十五节　桡骨远端骨折

【概述】

桡骨远端骨折是指距桡骨下端关节面 2.5 cm 以内的骨折。Colles 骨折是最常见的骨折，为伸直型桡骨远端骨折，骨折常涉及桡腕关节和下尺桡关节，常合并尺骨茎突骨折。Smith 骨折也称为反 Colles 骨折。Barton 骨折是桡骨远端掌侧缘或背侧缘通关节骨折，常伴脱位或半脱位；也有学者将背侧 Barton 骨折归入 Colles 骨折，将掌侧 Barton 骨折归入 Smith 骨折中。

这个部位是松质骨与密质骨的交界处，为解剖薄弱处，一旦遭受外力，容易骨折。桡骨远端关节面呈由背侧向掌侧、由桡侧向尺侧的凹面，分别形成掌倾角（10°~15°）和尺偏角（20°~25°）。桡骨远端尺侧与尺骨小头桡侧构成下尺桡关节，与上尺桡关节一起，构成前臂旋转活动的解剖学基础。桡骨茎突位于尺骨茎突平面以远 1~1.5 cm。尺骨小头环状关节面与桡骨的尺骨切迹构成下桡尺关节。尺、桡骨远端共同与腕骨近侧列形成腕关节。

【病因病机】

多为间接暴力引起。跌倒时，手部着地，暴力向上传导，发生桡骨下端骨折。多发生于中、老年，与骨质量下降因素有关。直接暴力发生骨折的机会较少。

桡骨远端骨折有多种分类方法，AO 的分类法是将尺桡骨下端均包含在内：

A 型为关节外骨折，A1 型为尺骨骨折，桡骨完整；A2 型为桡骨简单骨折或嵌插骨折，若伴有背侧旋转，即为 Colles 骨折，伴有掌侧旋转即 Smith 骨折；A3 型为桡骨粉碎骨折，可以是楔形、嵌插、复杂粉碎骨折。

B 型为部分关节内骨折，B1 型为桡骨矢状面部分关节内骨折；B2 型为桡骨背侧缘部分关节内骨折，即 Barton 骨折，伴腕关节向背侧脱位；B3 型为桡骨掌侧缘部分关节内骨折，即反 Barton 骨折，伴有腕关节向掌侧脱位。

C 型为完全关节内骨折，C1 型为桡骨干骺端及关节内简单骨折；C2 型为桡骨干骺端粉碎骨折，关节内简单骨折；C3 型为桡骨关节面粉碎骨折，伴有干骺端简单骨折或粉碎骨折。临床上习惯于依据受伤机制的不同，将桡骨下端骨折分为伸直型、屈曲型及粉碎性骨折。

1. 无移位型

裂纹、线形、嵌插骨折。

2. 伸直型

远端向背桡侧移位，近端向掌侧移位。可伴掌成角或嵌插移位。

3. 屈曲型

常由于跌倒时，腕关节屈曲腕背侧着地受伤引起。更容易发生该型骨折的机制是摔倒时手掌伸直旋后。现在流行的倒走摔倒即可形成该种骨折。也可因腕背部受到直接暴力打击发生。骨折两段向背侧成角，远折段向掌侧移位，腕背侧为张力侧，骨膜断裂，掌侧为压力侧，软组织铰链完整。额状位上远折段向桡侧移位。

【临床表现和诊断】

1. 腕关节明显肿胀，压痛和功能障碍。

2. 畸形，因远折端向背侧移位，所以侧面可见典型的"银叉"样畸形。又因远折端向桡侧移位，在移位显著时，尺骨下端可特别突出，手掌正面观，呈"刺刀"状畸形。

3. X线片有以下表现：桡骨远端骨折块向背侧移位；桡骨远端骨折块向桡侧移位；桡骨远端骨折块向掌侧成角；桡骨远端短缩，骨折远端背侧骨皮质与近端嵌插；桡骨远端骨折块旋后。上述表现组合成为典型的餐叉样畸形，使正常掌倾角及尺偏角减少，或呈负角。

X线片上还常见有尺骨茎突骨折，严重者尺骨茎突分离并向桡侧移位。如无尺骨茎突骨折而桡骨远端向桡侧移位或桡骨茎突与尺骨茎突处在同一水平位，甚至尺骨茎突较桡骨茎突更向远端突出者，说明有下尺桡关节分离，三角纤维软骨盘破裂。

【治疗】

对无移位骨折或不全骨折不需要整复，仅用掌、背侧夹板固定 2～3 周即可；新鲜移位骨折，要尽早进行手法复位，并以小夹板或石膏托固定。绝大多数病例通过手法复位外固定，可获得满意的治疗效果。个别病例如果复位不能维持，或手法整复不能恢复关节面平整及正常的生理倾斜度，可考虑切开复位内固定。

1. 整复方法

新鲜骨折应急行手法复位。等待肿胀消退后再复位的方法是错误的。Colles 骨折手法复位分 3 个步骤进行：①利用牵引及反牵引力量克服骨折段重叠。持续牵引后，餐叉畸形程度减少，表示骨折重叠部分已到骨折平面，牵引要缓而有力，一般 5～10 分钟即可达到要求。如骨折端有嵌插，符合功能要求时，可用加重畸形手法，分开嵌入部分，再持续牵引。②骨折端牵引到骨折线平面时，仍持续牵引，同时用力将前臂旋前，使旋前方肌松弛，屈腕使屈肌松弛才便于压背侧移位的远折段向掌侧移位。③在持续牵引下，术者一手固定骨折近端，另一手拇指压在远骨折段，将手掌向下旋转，屈腕并在牵引同时下压远折段，可达到复位目的（图 3－18）。

骨折复位的标志是餐叉畸形消失，桡骨表面平整，X 线透视骨折对位良好。由于 Colles 骨折多为横断骨折，复位后手保持掌屈尺偏位，即使旋后前臂，也不易再错位。

2. 固定方法

石膏固定法：复位后石膏托固定腕于功能位。待肿胀消退后再换短臂石膏管形（亦可用石膏托固定至愈合为止）。

夹板固定：取夹板 4 块（掌背侧板与前臂等宽，背侧板较

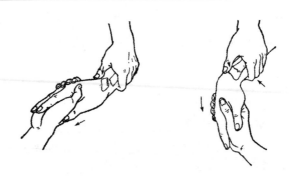

图 3 - 18　桡骨下端伸展型骨折一人整复法

掌侧板长、桡侧板较尺侧板长），纸垫两个横挡置于骨折远端，以能包绕远段端背、桡两侧面为妥。在维持牵引下，先将横挡置于桡骨远段端背侧桡侧，以尺骨头为准，但不超过尺骨茎突，背侧垫侧置于骨折远段端的背侧，然后放夹板固定，桡、背侧板应超过桡腕关节，限制手腕的桡偏或背伸活动，保持骨折对位（图 3 - 19）。将前臂置于中立位，悬挂于胸前。

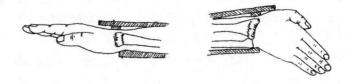

图 3 - 19　固定夹板纸压垫放置

3. 练功活动

固定期间积极做指间关节、指掌关节屈伸锻炼及肩肘部活动。解除固定后，做腕关节屈伸和前臂旋转锻炼。

4. 药物治疗

儿童骨折早期治疗原则是活血祛瘀、消肿止痛，中后期可不用内服药物。中年人按骨折三期辨证用药。老人骨折中后期着重养气血、壮筋骨、补肝肾。解除固定后，均应用中药熏洗以舒筋活络、通利关节。

5. 手术疗法

切开复位内固定的适应证为：青壮年患者，手法整复未能恢复关节面的平整及正常的生理倾斜度，可考虑切开复位内固定。内固定可选用克氏针和钢板。

【医案介绍】

李某，女，46 岁，山西省孝义市人，工人。

患者 2016 年 9 月 5 日不慎跌倒，左手掌着地，当即感左前臂及左腕关节疼痛，活动受限，伤后 2 小时就诊。

检查：患者左腕关节肿胀、呈"餐叉样"畸形，局部瘀血明显，活动受限。左腕关节背侧压痛阳性，可触及骨擦感。

X 线片示：左桡骨远端骨折。

诊断：左桡骨远端骨折。

治疗：患者取坐位，一助手双手握住患者左前臂，另一助手双手握住患者左腕关节，同时向相反的方向牵拉。医者双手复贴捋顺患者左上肢前臂，双拇指贴紧骨折畸形凸起处下按，余四指在对侧向上端提，屈腕尺偏，手下有骨擦、骨块活动感，骨凸起消失桡背侧平整即为复位。复位后 X 线片示：左桡骨远端骨折已复位（图 3 - 20），用夹板及绷带包扎固定，悬吊患肢前臂于胸前。

1 个月后复查，患者左腕关节肿胀及疼痛明显减轻，骨折端骨痂生长，6 周后拆除外固定，嘱患者勿剧烈活动。

【经验体会】

老年患者骨折后期应注意功能康复，不用过分追求解剖对

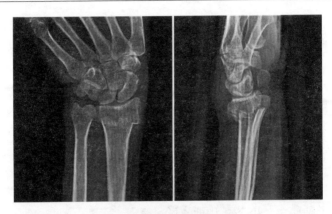

①复位前，骨折端向掌侧成角

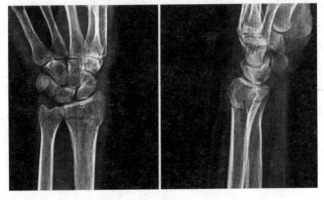

②复位后，骨折移位已纠正

图3-20 复位前后X线片对比

位。复位固定后应观察手部血液循环，随时调整夹板松紧度；注意将患肢保持在旋后15°或中立位，纠正骨折再移位倾向；伸直型骨折固定期间应避免腕关节桡偏与背伸活动。粉碎性骨折者，骨折线通过关节面，对位不良者容易遗留腕关节功能障碍，或导致创伤性关节炎，故要求正确对位，并加强患者肢体功能锻炼，以避免后遗症发生。

第十六节　腕舟骨骨折

【概述】

诸腕骨中最易发生骨折的是腕舟骨，而且常因漏诊和治疗不当造成舟骨骨折延迟愈合或不愈合。

【病因病机】

舟骨骨折可发生于舟骨的远端、腰部或近端，腰部骨折最为常见。远端骨折若仅涉及舟骨结节，属于关节外骨折，骨折两端都有血运，愈合多无困难；腰部骨折仅少数伤及近侧骨折块的血运，而近端骨折约有1/3的近侧骨折块血液供应会受到损伤，出现缺血性坏死。

【临床表现和诊断】

有外伤史，多因坠堕或失足跌倒时手掌着地所致。

伤后腕桡侧肿胀、疼痛。"鼻烟窝"处凹陷变浅或消失，局部压痛。腕关节活动时疼痛，第一、二掌骨头处纵向叩痛阳性。

X线检查应包括正位与蝶位（即腕尺倾斜位）拍片，骨折多无明显移位。早期裂痕往往不易辨认，若有怀疑时，可于两周后重复拍片，此时骨折端的骨质被吸收，骨折线较容易显露。

【治疗】

腕舟状骨骨折的治疗方法不一，但总的方针是根据临床制定治疗方法。无移位骨折，可仅做前臂超腕关节夹板固定，或用包括拇指近节的短臂石膏固定，一般固定8~12周。有移位骨折则必须行手法复位。

1. 整复方法

（1）无移位骨折：前臂石膏管形外固定。前臂中立位，腕关节轻度背伸，桡偏20°，拇指对掌位。固定时间8~12周，通常需要12周或更长时间。

（2）移位骨折：腕舟骨骨折很少移位，如出现移位，争取闭合手法复位，固定方法同无移位骨折。

2. 固定方法

（1）短臂石膏管型外固定：石膏管型应包裹前臂远段2/3，及第1~5掌骨远端至掌指关节处，将拇指隔开，石膏固定拇指指间关节处，以不妨碍握掌及手指活动。将患肢固定在腕背伸25°~30°，桡偏10°，拇指对掌位前臂中立管型固定3个月，检查如未愈合，继续固定3个月。

（2）对移位骨折，应先在鼻烟窝部，挤压并固定骨折端，防止再移位，再以石膏固定，方法如上。还要及时检查并进行加固，以免松动而达不到固定目的。

3. 练功活动

早期可做肩、肘关节的活动，屈伸范围不限，亦可做手指的屈伸活动，但禁忌做腕关节的桡偏动作。中期以主动屈伸手指的握拳活动为主。后期解除固定后，可做握拳及腕部的主动屈伸，及前臂的旋转活动。骨折迟缓愈合者，暂不宜做过多的腕部活动。

4. 中医中药

参见骨折概论。

5. 手术疗法

移位骨折闭合复位失败、陈旧性骨折不愈合、舟状骨部分坏死、舟状骨骨折后、腕关节创伤性加重、舟状骨骨折延迟愈合可给予手术治疗。手术方法有切开复位内固定自体骨植骨术、舟状骨切除术、腕关节融合术。

【经验体会】

腕舟骨骨折早期拍片骨折线不清楚而症状典型者，可先制动，2周后再拍片复查，骨折线多能清晰显示。腕舟骨骨折一般移位不大，即使移位，也较容易复位。所以手法整复不是治疗的重点，而可靠的固定才是关键，只有牢固有效的固定才能减少出现骨折不愈合和骨折近端缺血坏死。

陈旧性腕舟骨骨折，要求较长时间固定，固定4个月至半年仍可愈合，且功能良好。

第十七节　掌骨骨折

【概述】

掌骨骨折是常见的手部骨折之一，亦称驻骨骨折、壅骨骨折。指骨骨折是手部最常见的骨折，其发病率之高，占四肢骨折之首位，亦称竹节骨骨折。掌骨为短小的管状骨，共5块。第1掌骨短而粗，第2、3掌骨长而细，第4、5掌骨既短且细。指骨共14块，除拇指为2节指骨外，其他四指均为3节。掌骨近端与远排腕骨形成掌腕关节；远端与第1节指骨形成掌指关节。其中以拇指的掌腕关节和掌指关节最为重要，是手部的关键性关节。抓握活动是手的最重要功能活动，拇指对掌是完成精细抓握和强力抓握不可少的动作。

【病因病机】

常见于工伤事故中，如打击、撞击、碾压等。也可因跌倒时用手着地互相挤压等所致。

【临床表现和诊断】

有明确外伤史。骨折后局部疼痛、肿胀，手指功能障碍，有明显压痛及纵轴叩击痛。掌骨和指骨均可在皮下触摸清楚，骨折的畸形、移位一摸便知，诊断不难。

掌骨骨折若有重叠移位，则该掌骨短缩，可见掌骨头短缩，握拳时尤为明显。第 1 掌骨基底部骨折或骨折脱位，则拇指内收、外展、对掌等活动均受限，握拳无力，并伴有疼痛。掌骨颈和掌骨干骨折，可扪及骨擦音，掌指关节伸功能障碍。指骨骨折若有明显移位时，近节、中节指骨骨折可有成角畸形。末节指骨基底部撕脱骨折可有锤状指畸形，末节指间关节不能主动伸直。有移位骨折可扪及骨擦音，有异常活动。

X 线检查应拍摄手部的正位和斜位片，因侧位片 2~5 掌骨互相重叠，容易漏诊。第 1 掌骨骨折或骨折脱位，应拍摄以拇指为准的正、侧位片，因为一般手正位片拇指和第 1 掌骨是倾斜的。指骨骨折应单独拍摄手指正、侧位或正、斜位片。

【治疗】

无移位骨折，可用金属夹板或石膏托固定即可。

1. 整复及固定方法

（1）第一掌骨基底骨折脱位：在外层位牵引拇指，同时在掌骨基底部加压，易使骨折复位，复位后使用弓形夹板或石膏将掌骨固定于外展位。

（2）掌骨干骨折：对于有移位的斜形、螺旋形及粉碎性骨折，以手法复位，短臂管型石膏固定功能位 4~6 周。

（3）掌骨颈骨折：在整复此类骨折时，应将掌指关节屈曲 90°，使两侧副韧带紧张，将掌骨头推向背侧，再于背侧骨折处向下压即可复位，用金属夹板或石膏托固定掌指关节屈曲90°位4～6周。

2. 练功活动

有移位的掌骨骨折，经固定后，应避免患指的活动，可做肩肘关节的活动。在3～4周内，第1掌骨各类骨折不能做腕掌关节内收活动，掌骨颈骨折不能做伸指活动，第3～5掌骨干骨折不能做用力的伸指握拳活动。一般在第4周骨折临床愈合后，可解除外固定，逐步加强手指和腕关节的功能锻炼活动，应以主动活动为主，禁止做粗暴的被动扳拉以矫正因暂时活动受限的关节功能。

3. 药物治疗

初期宜活血祛瘀、消肿止痛，可内服七厘散；中期宜和营生新、接骨续损，可内服驳骨丹；后期宜补肝肾、壮筋骨，可内服虎潜丸。解除夹板固定后，可应用中药熏洗以舒筋活络、通利关节，可选用上肢损伤洗方或海桐皮汤。

4. 手术疗法

（1）第一掌骨基底骨折：如闭合复位失败，也可切开复位，使用两根细克氏针将骨折片交叉固定。

（2）掌骨干骨折：对于多发不稳定骨折，可切开复位内固定，术中使用螺丝钉钢板或髓内针固定。

（3）掌骨骨折：手法复位不满意或陈旧性骨折畸形愈合者，在臂丛麻醉下，于掌骨背侧做"S"形切口，将伸肌腱游离，切开骨膜，显露骨折部，避免损伤掌指关节囊，用小骨膜剥离器撬开骨折远端，骨折复位后，用克氏针自掌骨头部偏侧钻入髓腔内固定，外用石膏托固定，6周后拔针开始功能锻炼。

【经验体会】

掌骨骨折的手法整复主要是牵引的维持与固定，骨折复位不困难。牵引要维持一定的力量，沿掌骨纵轴方向牵引。内、外旋转一般不要超过 5°，因为手指屈曲活动，屈肌腱在掌侧的滑动是受约束的，超过 5°以后会导致握力的改变。

第十八节　指骨骨折

【概述】

指骨骨折较常见的有骨干的骨折、基底部撕脱骨折、末节指骨末端骨折。手是人的劳动器官，故不能以为骨折轻微而马虎从事。

【病因病机】

多由传达暴力所致。

【临床表现和诊断】

有外伤史。局部肿胀、压痛，可有畸形，活动受限，末节指骨骨折时，有甲下瘀血。检查时应注意有无肌腱及指神经伤。

X 线摄片可明确骨折情况。

【治疗】

指骨骨折的处理原则：远节指骨骨折多无移位，可按软组织伤处理，若背侧基底部撕裂骨折，做远侧指间关节过伸、近侧指间关节屈曲位固定；指骨干骨折如为间接暴力所致者，多无移位，用夹板固定 3 周即可，如有移位者、手术复位不稳定者，可选用克氏针内固定，钢针切忌穿过关节面。

【经验体会】

指骨骨折的治疗，必须正确整复对位，尽量做到解剖复位，不能有成角、旋转、重叠移位畸形，以免妨碍肌腱的正常滑动，造成手指功能障碍。

闭合性骨折可手法复位，夹板固定，开放性骨折应及时清创处理。复位后手指应尽量固定于功能位，既要充分固定，又要适当活动，做到动静结合，特别是小关节的恢复，既快又好地恢复手指功能。

第四章　下肢骨折

第一节　股骨颈骨折

【概述】

股骨颈骨折为老年人常见骨折，多由跌倒时下肢突然扭转，间接暴力作用于股骨颈所致。老年人骨质疏松，轻微暴力即可致骨折；年轻人多由强大直接暴力引起。

股骨颈纵轴线与股骨干纵轴线之间的夹角称颈干角，正常为110°～140°，平均为127°。

过大或过小可导致髋外翻或髋内翻。股骨颈纵轴与股骨干额状面之间的夹角称前倾角，成人为12°～15°，骨折后颈干角及前倾角将会改变，治疗时必须使其恢复正常。

与其他骨折相比，股骨颈骨折具有一些明显的特点：

（1）平均年龄在60岁以上，并发症多，病死率较高。

（2）功能解剖上的特点，剪力大，骨折的复位及内固定的稳定效果受影响，骨折的不愈合率较一般骨折高，约20%。

（3）由于局部血液供应的特殊性，前已述及，骨折易破坏其血液供应的来源，因而不但影响骨折的愈合，而且会造成股骨头缺血性坏死，发生率在 20%～40%。因而在治疗上应充分注意。

【解剖概要及股骨头的血液供给】

股骨颈的前方和后方的下半都在髋关节的关节囊内，只有后上半远端在关节囊外。股骨颈基底部骨折为关节囊外骨折，其他部位骨折均属囊内骨折。股骨头颈血运的主要来源有：由股深动脉发出的旋股内、外动脉分支，在股骨颈基底滑膜反折处，分 3 束即骺外侧动脉、干骺端上动脉、干骺端下动脉进入股骨头，是股骨头血液供给的主要来源；通过圆韧带的小凹动脉尚有少量血液存在；臀下动脉和闭孔动脉吻合到关节囊附着部，分为上、下股骨干的滋养动脉。

1. 囊外动脉环

由旋股内、外动脉围绕股骨颈基部形成，旋股内动脉组成环的内、后及外侧；旋股外动脉组成其前部，但二者并不衔接。此环除发出关节分支、肌支和骨支外，又分别自内、后、外及前 4 个方位，发出 4 个升支，称为颈升动脉（或支持带动脉），自股骨颈基部的关节囊附着部穿入关节，在滑膜下沿股骨颈上行，供给股骨头和颈的血液。其中外及内颈升动脉，尤其是外颈升动脉比较恒定、粗大，成为主要的血液供给来源；前及后颈升动脉较次要，后颈升动脉不仅较细小，而且有时不存在。外颈升动脉又分为上干骺端动脉及外侧骺动脉。内颈升动脉又称为下干骺端动脉。

2. 圆韧带动脉

又称为内侧骺动脉，较细小，仅供给股骨头圆韧带窝附近小范围的血液。有些圆韧带动脉随年龄的增长而闭锁，因此对股骨头血液供应不起重要作用。但当股骨头外侧骺动脉损伤后，未闭锁的圆韧带动脉可扩大其供血的范围。

3. 骨干营养动脉

供应股骨颈部分血液。

在生长过程中，股骨头骨骺和干骺端的血液分别由骺动脉及干骺端动脉供应，两组动脉互不通过骺板。外侧骺动脉及上干骺端动脉均来自外颈升动脉，即旋股内动脉末端的延续。因此，外颈升动脉的损伤势必引起股骨头缺血。外展型和中间型骨折，股骨颈除有轻度外旋外，既无内收，更未上移，对外颈升动脉威胁不大；内收型者则很易伤及该动脉。骨折外旋上移的严重程度是反映外颈升动脉是否损伤，并进而预计是否会出现不愈合和股骨头缺血坏死的重要依据。除此而外，骨折不愈合还容易在以下几种情况出现：①头下型及头颈型；②骨折后方有较大的粉碎折片者，在复位后往往不具备足够的稳定条件，内固定容易失败；③患者高龄，骨质多较萎缩。对出现股骨头缺血坏死的判断将在后面阐述。

【病因病机】

损伤的原因主要是跌倒时下肢突然扭转，外旋暴力传至股骨颈，导致骨折。老年人骨质疏松，只需很小的扭转暴力，即可引起骨折。而中青年则需要较大的暴力才能骨折。

1. 按骨折线的部位可分

①股骨头下骨折；②经股骨颈骨折；③基底骨折；④经转子骨折（图4-1）。

2. 按 X 线表现可分为

①内收骨折，是指远端骨折线与两髂嵴连线所成的角度（称 Pauwels 角）大于50°的骨折，属于不稳定骨折，容易变位；②外展骨折，外展骨折是指 Pauwels 角小于30°的骨折，属于稳定骨折，但如果处理不当，或继续扭转，也会变位，变为不稳定骨折（图4-2）。

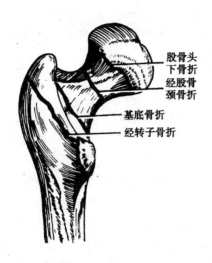

图4-1　股骨颈骨折的不同部位和转子骨折

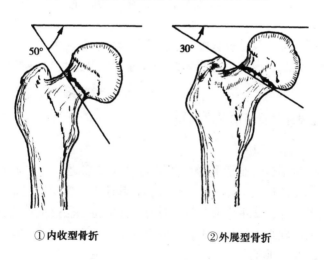

①内收型骨折　　　　　②外展型骨折

图4-2　股骨颈骨折线与两髂嵴连线所形成的角度

3. 按移位程度，根据 Garden 分类可分

①不完全骨折；②无移位的完全骨折；③部分移位的完全骨折；④完全移位的完全骨折。

【临床表现和诊断】

股骨颈骨折，多见于老年人，且以女性为多，但中年、儿童患者亦非罕见。对任何一位中年以上的人，无论受伤外力如何，如在伤后感觉髋部疼痛，腹股沟中点有压痛，下肢呈外旋位置，即应考虑股骨颈骨折，虽然患者仍能站立或缓缓步行，亦不应除外股骨颈骨折。典型的临床表现为患肢内收外旋、膝关节轻度屈曲畸形，这是股骨颈骨折的主要体征之一。患者仰卧时，患足倒向外侧，囊外型骨折更为明显；疼痛多不严重，但在肌肉痉挛或软组织损伤较重的患者，则多有剧痛，轴心叩痛明显；除少数外展型骨折的骨折端呈嵌入的患者，在伤后仍能站立和勉强行走外，绝大多数患者在伤后都出现下肢功能障碍；患肢短缩的程度与骨折的部位及骨折远段向上移位的程度有密切关系。基底部骨折短缩较少，内收型骨折短缩较明显。此外还可以摄 X 线片检查，来确定诊断。

【股骨颈骨折的并发症】

1. 骨折不愈合

骨折不愈合是股骨颈骨折的常见并发症之一，其主要原因有：①年龄过大，骨质疏松显著，有其他内脏疾病如高血压、糖尿病等并存；②手术或复位不及时；③复位手法过重；④移位太大，周围软组织损伤严重；⑤固定的稳定性不足；⑥负重过早。

2. 畸形愈合

畸形愈合主要是因为复位欠佳使骨折在畸形位愈合。

3. 股骨头缺血坏死

股骨头缺血坏死是股骨颈骨折最常见亦最严重的并发症。由于股骨头血液供应的特殊性，骨折时易使供血来源阻断而发生股骨头缺血坏死。

4. 创伤性关节炎

创伤性关节炎多继发于上述 3 种并发症。

【治疗】

新鲜无移位股骨颈骨折属于稳定骨折，一般不需要特殊治疗。可以让患者卧床休息，为防止骨折移位，患肢应保持适当外展，但要防止外旋，可以穿"丁"字鞋保护，亦可以使用皮肤牵引对抗髋部肌群的收缩，并嘱患者不要侧卧、不要下地、不要盘腿。6～8 周后则可扶双拐不负重下地，定期拍 X 线照片检查，直至骨折坚固愈合、股骨头无缺血性坏死现象，始可弃拐负重步行。对于不合作的儿童患者，则可用单髋长腿石膏固定 2～3 个月。

有移位的新鲜骨折，早期应做持续皮肤牵引 7 天后，床边 X 线照片，如骨折已复位满意，则可采用螺纹钉或三翼钉内固定。老年人囊内粉碎骨折，或复位困难者，体质条件允许，也可做人工股骨头置换术。有电视 X 线机的医院，亦可早期手法复位或骨折整复和快速机械牵引复位即时手术内固定。

1. 整复方法

（1）手法复位：手法复位可在牵引前进行，亦可与牵引逐步复位法配合使用。

一法：麻醉后取仰卧位，助手固定骨盆。术者左手托住膝部，右手握踝部，使膝、髋屈曲 20°～30°，大腿外旋拔伸，然后徐徐将患肢内旋伸直，并保持患肢于内旋、外展位。

二法：麻醉后仰卧，助手固定骨盆。术者左手托住腘部，右手握住踝部，屈髋屈膝至90°，大腿内旋，沿股骨干纵轴拔伸，然后依次使髋内旋、外展，使断端扣紧，然后伸直髋、膝，保持患肢于外展内旋位。

经上述手法复位后，可做托掌试验：将患足跟置于手术者手掌之上，而足不外旋是复位完善的征象。

复位后，如在侧位X线照片上显示有前后移位，应予以纠正。若远折端仍后移，可在骨牵引过程中减少屈髋角度。如仍不能纠正，可用下法：一助手固定骨盆，另一助手沿下肢纵轴拔伸，并稍外旋。术者用一宽布带套住患肢根部，布带另一端套在术者脖子上。术者按住膝部、股骨头，同时挺腰伸颈，助手同时内旋患肢，即可纠正前后移位。

若折端向前成角，单纯内旋患肢不能纠正时，可用下法：一助手拔伸患肢，术者一手压于股骨颈前方向下用力，一手扣住大转子，用力向上端提，同时用力，助手在拔伸下再将患肢强力内旋，向前成角即可纠正。

（2）骨牵引逐步复位法：患者入院后，在外展中立位行股骨髁上骨牵引，重量4~8 kg，牵引2~3天后，将患肢由中立位改为轻度内旋位，以便纠正骨折的向前成角，使复位的骨折端紧紧扣住，并在床边拍摄髋关节正侧位X线片，如尚未复位，则调整内收或外展角度，或适当调整牵引重量。此时移位应大有改善，若仍有残余移位，则采用手法整复纠正。一般情况下，复位在1周内完成。此法的优点是不会加重原有损伤，且无须麻醉，故近来被广泛应用。

（3）骨折整复快速牵引复位法：复位在手术室进行。患者麻醉后放在整复床上，会阴部用立柱挡住，两足绑在整复床的足托上，旋转骨折整复床的牵引螺旋，快速牵引在适当位置的患肢，并保持其纵轴牵引，待缩短畸形完全纠正后，再将患肢外展并内旋，使骨折面扣紧。

经上述方法反复施行仍不能复位者，应考虑近侧骨折端可能插在关节囊上，或有撕裂的关节囊夹在骨折端间而阻碍复位，应施行切开复位内固定。

2. 固定方法

（1）无移位者或嵌插骨折可穿丁字鞋或轻重量皮肤外展位（10°～15°）牵引6～8周。

（2）有移位骨折可选用持续牵引维持固定或闭合三颗针内固定，并保持患肢外展中立或稍内旋位。

3. 练功活动

骨折经复位外固定或内固定后，即可让患者多做深呼吸运动，可改善肺及胃肠功能。固定早期可做踝、足关节轻度活动，逐步做股四头肌的舒缩活动，但应嘱患者做到"三不"，即不盘脚、不侧卧、不下地。保守疗法一般在3～6个月后逐渐增加髋膝关节活动范围。在内固定牢固的情况下，一般让患者在术后3～4周扶双拐下地活动，患肢避免负重。术后3～6个月经X线拍片证实骨折已愈合，方可弃拐行走。但在伤后2～3年内，应避免患肢过度负重。定期拍X线片复查，以排除后期可能出现的股骨头缺血性坏死。

4. 药物治疗

早期宜活血化瘀、消肿止痛，方用桃红四物汤加三七等。若有大便秘结、脘腹胀满等症，可酌加枳实、大黄等通腑泄热。中期宜舒筋活络、补养气血，方用舒筋活血汤。后期宜补益肝肾、强壮筋骨，方用壮筋养血汤。

5. 手术疗法

对于老年人无移位股骨颈骨折，由于有再移位的风险，一般在患者全身状态允许的情况下均应尽早行多枚斯氏针、三枚松质骨螺钉或空心钉内固定，使患者能够早期活动和负重行走，避免由于长期卧床带来的并发症，如肺炎、深静脉血栓及肌肉萎缩等。对于老年人移位型股骨颈骨折，如果患者全身状况良好，股骨颈后方无粉碎，骨质疏松不严重，可在闭合复位满意的情况下用三枚松质骨螺钉或空心钉固定，否则均应行人工假体置换术。

【医案介绍】

杨某，女，64 岁，山西省孝义市人，无业。

患者 1999 年 7 月 20 日不慎摔伤，当即感左髋剧痛，不能站立行走，遂至附近医院就诊。X 线检查：左股骨颈骨折，建议患者手术治疗，患者拒绝。遂来孝义市正骨医院。

查体：患者左髋部肿胀、瘀血，左下肢外旋短缩畸形，活动受限。触诊检查患者左腹股沟中点压痛阳性，有骨擦感，左下肢轴向叩击痛阳性，左下肢足背动脉搏动可及。

X 线显示：左股骨颈骨折（图 4-3①）。

诊断：左股骨颈骨折。

治疗：患者取仰卧位，助手固定患者髋部，另一助手握住患者踝部对抗牵拉（将骨折重叠处牵开），牵拉的同时将伤肢缓慢旋至功能位。医者一手掌放置骨凸处向对侧推压复平，另一手扒住大腿内侧上端向外扳拉，即可复位。复位后行复贴、理筋手法（促进肿胀消散，加速血液循环），用 2 m 长医用纱布大腿根部"8"字交叉包扎，保持下肢中立位。

两周后摄 X 线片复查，骨折对位对线可（图 4-3②）；骨折处肿胀消退，足尖外旋消失。患者无特殊不适感，要求出院休养。嘱患者定期复查，禁止下地活动，避免再次损伤。

【经验体会】

股骨颈骨折后多发生缺血性坏死，复位时应避免反复牵拉患肢，不可一味强求解剖复位，以免加重血管损伤。固定期间应注意预防长期卧床的并发症，加强护理，防止发生压疮，并经常按

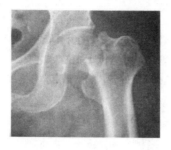 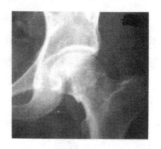

①复位前　　　　　　　　②复位后

图4-3　左股骨颈骨折

胸、叩背，鼓励患者咳嗽排痰，以防发生坠积性肺炎。伤后数天疼痛减轻后，应行患肢屈伸活动，但要防止盘腿、侧卧及负重。加强肱、踝功能锻炼防止下肢静脉血栓形成。对于骨质疏松者，大约需6个月才可逐渐过渡到负重活动。

第二节　股骨转子部骨折

【概述】

　　股骨转子部骨折包括股骨颈基部至小转子水平之间的骨折。其中以转子间骨折最为常见。和股骨颈骨折相同，多为老年患者，但男女差别不明显。其次为转子下骨折，年龄较轻。大转子骨折较少见；而单独的小转子撕脱骨折则更为少有，偶见于运动员。由于此部位的血液供应十分丰富，骨折愈合容易，但转子下骨折也有发生不愈合者。此部位骨折的主要问题在于高龄患者卧床所引起的并发症及后遗髋内翻畸形。为预防并发症，避免死亡，除加强护理外，应尽可能使患者早期离床；但如果骨折固定不可靠，则难以防止髋内翻畸形。因此，国外多趋向手术内固定。实践证明：内固定也并不一定能充分控制髋内翻，它还和骨折本身的条件有密切关系。因此，判断骨折是否易于出现髋内翻畸形，成为转子部骨折分为稳定型和不稳定型的基本根据。

股骨大转子呈长方形，罩于股骨颈后上部，它的后上方无任何结构附着。因其位置较浅，直接暴力引起骨折的机会较大。大转子的内面下部与股骨干及股骨颈之骨松质相连。上部则形成转子间窝。小转子在股骨干之后上、内侧，在大转子平面之下，髂腰肌附着其上。两转子间之联系，在前面有转子间线，在后有转子间嵴，转子间线比较平滑，是关节囊及髋关节韧带附着处；转子间嵴显得隆起，关节囊并不附着其上，但有很多由骨盆出来的小外旋肌附着其上。股骨转子部的结构主要是骨松质，周围有丰富的肌肉层，血液供应丰富，骨的营养较股骨头优越得多。治疗上多可通过非手术治疗而获得骨性愈合，较常见的后遗症是髋内翻。

【病因病机】

其伤因与股骨颈骨折者相似。多发生于老年人，平均发病年龄比股骨颈骨折大 5~6 岁，青少年极罕见。其可由直接或间接外力，或两种外力引起。直接外力是外力直接作用于粗隆部，可沿股骨干长轴作用于粗隆部；间接外力是指粗隆部受到内翻及向前成角的复合应力。因该处骨质本已松脆，老年人骨质疏松，故骨折多为粉碎性。根据骨折线的形态、位置或走行分为顺转子间型、顺转子间粉碎型、反转子间型和转子下型（图 4-4）。

1. 顺转子间型骨折

骨折线从大转子顶点开始，斜向内下方走行，到达小转子。依据暴力的方向及程度不同，小转子或保持完整，或成为游离骨片。但股骨上端内侧的骨支柱保持完整，骨的支撑作用还比较好，髋内翻不严重，移位较少。由于骨折线在关节囊和髂股韧带附着点的远侧，因而骨折远端处于外旋位。粉碎型则小转子变为

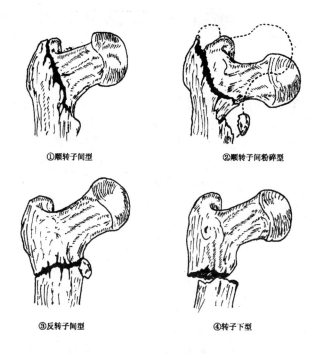

①顺转子间型　　　　　②顺转子间粉碎型

③反转子间型　　　　　④转子下型

图4－4　转子间骨折类型

游离骨块，大粗隆及其内侧骨支柱亦破碎，髋内翻严重，远端明显上移、外旋。

2. 反转子间型骨折

骨折线自大转子下方斜向内上行走，达小转子的上方。骨折线的走向与转子间线或转子间嵴大致垂直。骨折近端因外展肌与外旋肌的收缩而外展、外旋，远端因内收肌与髂腰肌的牵拉而向内、向上移位。

3. 转子下型骨折

骨折线经过大小转子的下方。

顺转子间型骨折最常见，约占本病的85%。顺转子间粉碎型骨折、反转子间骨折和转子下骨折均属不稳定型骨折，髋内翻的发生率最高。

【临床表现和诊断】

转子间是骨质疏松的好发部位，骨质疏松的发生速度在骨小梁较快，在股骨矩则较慢。在发展速度快的骨小梁与发展速度慢的股骨矩的接合部是骨质最薄弱处，因此易发生转子间骨折。受伤后，转子区出现疼痛，肿胀，瘀斑，下肢不能活动。检查发现转子间压痛，下肢外旋畸形明显，可达90°，有轴向叩击痛。测量可发现下肢短缩。X线拍片可明确骨折的类型及移位情况。

【治疗】

粗隆间骨折因局部血运良好，很少发生不愈合。治疗中主要矫正和防止髋内翻及肢体缩短畸形。

持续牵引治疗为常用的治疗方法。骨折移位较大及不稳定性骨折，宜用股骨髁上或胫骨结节骨牵引；骨折移位较小，或轻度髋内翻以及患者年龄较大不适应骨牵引者，宜用皮肤牵引。牵引时，外旋及内翻型骨折患肢应置于40°~60°外展位，内旋型骨折应保持在轻度外展或中立位。牵引重量根据患者体重及肌肉强弱而定，一般为4~6 kg。牵引后24小时行X线摄片检查，根据骨折整复情况调整外展角度及重量，直到复位满意为止。牵引时间一般为8~12周，待骨折愈合后去除牵引，练习活动。

1. 整复方法

无移位骨折无须整复，有移位骨折应采用手法（与股骨颈骨折同）整复，亦可先行骨牵引，待3~4天缩短畸形矫正后，用手法将患肢外展内旋，以矫正髋内翻和外旋畸形。

2. 固定方法

无移位的骨折采用丁字鞋固定。有移位的骨折应采用持续牵引与外展夹板固定结合，牵引重量为 6 ~ 8 kg，固定患肢于外展中立位 6 ~ 8 周。

3. 练功活动

固定期间，应鼓励患者早期在床上进行全身锻炼，嘱患者每天做踝关节屈伸运动与股四头肌收缩锻炼。解除固定后，先在床上做髋、膝关节的功能活动，以后可扶双拐做不负重步行锻炼，待 X 线片证实骨折愈合后才可逐步负重。

4. 药物治疗

根据骨折三期辨证用药，早期尤应注意采用活血化瘀、消肿止痛之品，对年老体衰气血虚弱者，不宜重用桃仁、红花之类，宜用三七、丹参等活血止痛之品，使瘀去而又不伤新血。后期宜补气血、壮筋骨，可内服八珍汤、健步虎潜丸等。局部瘀肿明显者，可外敷消肿止痛膏，肿胀消退后，则外敷接骨续筋药膏。

5. 手术疗法

手术的主要目的是尽可能达到解剖复位，采用坚强内固定，以早日活动避免并发症的发生。在牵引复位后，选择内固定器械固定。内固定方法很多，如鹅头钉、钢板或角状钢板，目前动力髋钢板内固定已将上述方法淘汰。

【医案介绍】

张某，男，59 岁，山西省孝义市人，农民。

患者 2016 年 2 月 10 日骑自行车时不慎摔伤右髋部，由家人抬担架送孝义市正骨医院，收入住院。

检查：担架抬入，疼痛面容。右髋部肿胀、瘀血，局部压痛阳性，触及有骨擦感。右下肢不能伸直，活动受限。

X 线片示：右股骨粗隆间骨折（图 4 - 5①）。

治疗：患者取仰卧位，一助手固定左右腋下，另一助手双手握住患者右踝关节上部对抗牵拉；医者顺势一手虎口部卡在腹股沟内侧最上部向外扳推，另一手掌放在股骨大转子部向内按压以稳定骨折线，同时双手用力归挤复位。复位后两腿长短相等，用医用大纱布在大腿根部交叉包扎固定，稳定足及下肢于功能位，保持患肢绝对制动，5 kg 重力牵引。中西药并用，定期复查并调整治疗方案。

2 天后查房，手法复位后，患者疼痛有所缓解。继续外固定及患肢牵引，避免髋关节活动。

治疗 2 周后，患者疼痛明显减轻，X 线片检查见骨折对位良好（图 4 - 5②），患者要求回家休养。2 个月后复诊，可扶双拐下地行走。

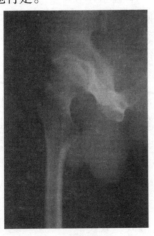 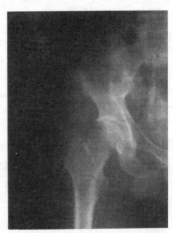

①复位前　　　　　　　②复位后

图 4 - 5　右股骨粗隆间粉碎性骨折

【经验体会】

密切观察并发症，早期预防心力衰竭、脑血管意外及肺梗死，及时观察生命体征的变化。在牵引期间，应防止发生肺炎及压疮下肢静脉血栓等并发症。保持病房空气流通，鼓励患者深呼吸，并经常拍背，进行骶尾部按摩。将患肢保持在外展位，防止内收和外旋。

第三节　股骨干骨折

【概述】

股骨干骨折是指股骨粗隆下 2~3 cm 至股骨髁上 2~3 cm 的骨折，约占全身骨折的 6%。多发生于 20~40 岁的青壮年，其次为 10 岁以下的儿童。

股骨是人体最长的管状骨，形状不规则，上端呈圆柱形，向下延行而呈椭圆形，至髁上部则呈三角形。骨干由坚硬的皮质骨构成，表面光滑，后方有一粗线为肌肉附着处，在切开复位时，此骨嵴可作为骨折复位的标志。从整体来看，股骨外观呈向前、向外的弧度，于中 1/3 更为明显，向前的弧度更有利于股四头肌发挥伸膝作用。其髓腔呈圆形，上、中 1/3 的内径大体一致，以中 1/3 交界处最窄。

股骨干为三组肌肉所包围，其中伸肌群最大，由股神经支配；屈肌群次之，由坐骨神经支配；内收肌群最小，由闭孔神经支配。由于大腿肌肉发达，股骨干直径相对较小，故除不完全骨折外，骨折后多有错位及重叠。股骨干周围没有足够的外展肌群，外展肌位于臀部附着于大粗隆上，由于内收肌的作用，骨折远端常有向内收移位的倾向，已对位的骨折，常有向外弓的倾向。

股骨的血液供应与所有管状骨相似，来自干骺端、骨膜和骨营养血管。骨膜的血液供应来自附着于股骨的肌肉，除非在骨折移位时广泛剥离，很少引起损伤。股骨的营养动脉来自股深动脉的贯穿支，沿着股骨粗线进入股骨干的近侧，经髓腔内下行，沿途供给骨内膜血液，在手术时，对附着在股骨粗线部位的软组织，不可过多剥离，以免破坏股骨的血液供应，影响骨折愈合。

股动、静脉由腹股沟韧带下方穿出，先经股管，然后通过内收肌管中下行，与股骨干之间有肌肉相隔，因此，在股骨中 1/3 骨折时，不易伤及股动、静脉。当股动、静脉穿过内收肌管，即走行于股骨下 1/3 的后方，转至腘窝。因此，当股骨下 1/3 骨折时，断端因重力和腓肠肌牵拉而向后移位时，易损伤腘动、静脉。

坐骨神经走行于大腿后方，与股骨间有肌肉相隔，偶尔可因骨折引起损伤。

【病因病机】

直接暴力打击、挤压或间接暴力的杠杆、扭转作用，以及由高处跌落等外力皆可引起股骨干骨折。骨折形状可为横断、斜形、螺旋形或粉碎性，儿童的股骨干骨折可能为不全骨折或青枝骨折。

根据骨折后的移位，受暴力方向、肢体重力和肌肉牵拉影响，可分为以下 3 种类型（图 4-6）。

1. 股骨上 1/3 骨折

骨折近折端受髂腰肌，臀中、小肌及外旋肌的作用，产生屈曲、外展及外旋移位，而远折端则向上、向后、向内移位。

2. 股骨中 1/3 骨折

常为重叠移位，或断端因外力的直接作用造成向内或向外成角。

3. 股骨下 1/3 骨折

由于附着在大腿后侧内、外髁的腓肠肌牵拉，导致骨折远断端向后倾斜移位，可能压迫或损伤行经其后的血管、神经。

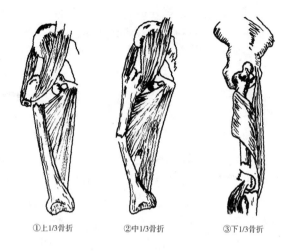

①上1/3骨折　　②中1/3骨折　　③下1/3骨折

图4-6　股骨干骨折的移位

【临床表现和诊断】

患肢剧烈疼痛、畸形、有异常活动，局部肿胀，患肢活动障碍。股骨干上1/3骨折时，其近端受髂腰肌，臀、中小肌及外旋肌的作用，造成骨折近端屈、外展、外旋畸形，远端向后上移位。股骨干中1/3骨折时，由于内收肌的作用，骨折端向外成角，移位无明显规律。股骨干下1/3骨折时，由于腓肠肌及关节囊的牵拉，骨折远端向后下移位，易损伤腘动脉、胫神经及腓总神经，近端向前内移位。股骨干骨折可合并膝部及粗隆部的损伤，应仔细检查，避免漏诊。

X线摄片可明确骨折类型和移位方向。

【治疗】

股骨干骨折的治疗有不同的方法，治疗的重点是如何正确分析创伤病理特点，需按患者年龄、骨折类型和技术与设备条件而适当选择，同时应注意合并损伤的急救和休克的防治，转运时应用超髋膝关节木板固定或利用健肢进行固定。

由于小儿骨骺处于生长和成熟的过程中，骨的关节端由关节软骨、骨骺、未闭合的软骨板和干骺端组成。骺板软骨在很长一段时间内仍保持增生能力，使软骨不断增生、骨化，骨干不断增长。儿童股骨干骨折后由于创伤的刺激，骺板充血，细胞合成加快，而产生"过度生长现象"，骨折自行塑形能力强，牵引或外固定治疗不易引起关节僵硬。故儿童股骨干骨折应行保守治疗。在治疗过程中主要应防止成角和旋转两种畸形，根据儿童股骨干骨折的特点，骨折在维持对线的情况下，短缩不超过 2 cm，无旋转畸形，均可被认为达到功能要求。内固定术应有严格的适应证，如开放性损伤、骨折端有软组织嵌入、多发伤等。内植物不应选择髓内钉，以免损伤骨骺。

成人股骨干骨折的治疗目的是防止畸形，使骨折在正常解剖或功能位愈合，尽快恢复负重和关节功能。如开放性骨折则决定于开放损伤的类型和骨折的类型，无内固定手术条件应选用保守治疗，根据不同骨折类型，选择不同牵引方式。股骨内固定从生物力学角度上讲首选髓内固定方式，对不稳定的骨折和中下 1/3 骨折应选用内锁式髓内钉，易维持长度，控制旋转，最好采用闭合的手术方式，以减少骨折端血运的损伤。

1. 急救处理

一旦出现股骨干骨折，先就地行外固定，固定时略加牵引，既可减轻疼痛，又可部分复位。如无合适的材料，可与健侧下肢捆在一起，对出现休克的患者应先抗休克治疗，抢救生命。

2. 整复固定方法

1）儿童股骨干骨折

（1）外展板固定法：适用于 1 周岁以内儿童或无移位的股骨骨折。方法：患肢用小夹板固定后，外侧用一外展板固定 2 ~

3周。因幼儿骨折愈合快，自行矫正能力强，有移位成角均能自行矫正。

（2）水平皮牵引法：适用于2~8岁儿童，用胶布贴于患股内、外两侧，再用螺旋绷带包住，患肢放于垫枕上，牵引重量为2~3 kg，牵引时间为4~6周。

（3）骨牵引法：适用于8~12岁的患者，因胫骨结节骨骺未闭合，为避免损伤，可在胫骨结节下2~3横指处的骨皮质上穿牵引针，牵引重量为3~4 kg，牵引时间为6~8周。

2）成人股骨干骨折：对远端向前移位的下1/3骨折，宜行胫骨结节牵引，其余均可用股骨髁上牵引，患肢置放于Thomas架、Braun架或板式架上牵引，牵引重量开始稍大些，成人可达12 kg，牵引1~2天后，应及时床旁摄X线片，若已无重叠，可配合手法整复，复位后用夹板固定，牵引重量减至6 kg维持，并开始股四头肌及踝足部功能锻炼，6~8周后去牵引扶双拐下地患肢渐负重锻炼（图4-7）。

（1）Thomas架悬吊牵引：患肢附于Thomas架上，而整个Thomas架又悬吊于牵引床架上。在Thomas架上常附加一Pearson附架，在牵引时用以练习膝关节活动。在成人需使用骨牵引，经胫骨结节或股骨髁部均可，后者更为直接。应用骨牵引必须严格掌握穿针的入点，并使穿针与邻近关节水平面平行，且尽量贯穿骨骺的中央部分。通过股骨髁部者针应穿经膝关节横轴的前方，尤其对股骨髁上骨折，否则会加重其远骨折段后倾。牵引弓应充分保持牵引针的张力，以免弯曲。牵引的方向除特殊需要外，应与股骨干的纵轴一致。牵引下，股骨干周围的肌肉所形成的软组织夹板，可使骨折获得较满意的对线，但对位则需手法整复再以其他器材辅助固定。斜形或粉碎性者可直接依靠滑动牵引复位，横断者手法复位可利用肌肉作用来完成。例如股骨干中1/3骨折时，由于屈髋肌及外展肌对近骨折端的牵拉作用（尤其是前

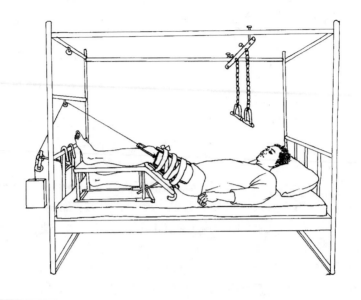

图 4-7　股骨髁上平衡牵引

者)，近折端经常向前向外(即屈曲外展)移位。复位时在维持对线的一般力量牵引下，采取回旋手法，先将远折端回旋至近折端的前外侧，再行大力牵引，当短缩已克服时，对近折端略辅以端提，即可复位。有时甚至不需加用端提，近折端即可因屈髋肌的力量而自行弹回复位。如此复位不仅省力，而且也易于维持。对复位后仍有侧方移位或成角趋势者，可使用附加于 Thomas 架上的金属压垫或小夹板加压垫辅助固定。后者会妨碍股四头肌的锻炼，因此，最好在 3 周后，骨折端已有纤维性连接时，去除小夹板，单纯依靠牵引固定，并适时开始膝关节的功能练习。

　　(2) Thomas 架固定牵引：患肢固定在 Thomas 架上形成一封闭的力学三角系统。其基部系由 Thomas 夹板的坚硬侧杆形成，第二边为股骨骨折的大腿，第三边为一条无伸缩性的牵引绳索。该绳索一端起于胫骨结节骨牵引的牵引弓两足，远端利用螺丝杆装置抵于 Thomas 架末端。Thomas 架的上端皮环抵于坐骨结节及大腿内侧根部。在股骨骨折的后侧以弧形石膏托将骨折架托起，并使之高于 Thomas 架侧杆。

这种固定牵引的组装也可以将小腿置于 Pearson 附架上，屈膝 $20° \sim 30°$，而固定牵引远端之螺丝杆装置仍连于 Thomas 架末端。这种组装，只要骨折后方的石膏托合适，并无骨折端后倾之虞。

固定牵引的对抗是产生在牵引架与肢体肌肉的收缩力之间的。肌肉出现多大的收缩力，牵引架两端即出现多大抗收缩的反作用力。因此当骨折于固定牵引架上复位后，其长度不会改变。如果骨折为不稳定型，则必然存在短缩的趋势，此时抗收缩的反作用力即会在牵引架的两端产生，以对抗其短缩。如骨折在复位后稳定，肌肉收缩所形成的短缩应力，基本上由相互顶触的骨折端所吸收，牵引架的两端即不再产生任何相应的反作用力。

从固定牵引的原理可以看出，其主要的优点是不会出现过度牵引，而且也无须附于牵引床架上，可以随时搬动患者。而其主要的缺点则是牵引架的上端对会阴部的压迫。但如能严格掌握指征，只应用于稳定的横断骨折，上述缺点是可以避免的。

（3）局部骨牵引外固定：为使患者早期下地，所设计的各种局部牵引支架，即外固定架，其基本原理与固定牵引大致相同。多用于治疗胫腓骨折，但也可用于股骨干骨折。

3. 练功活动

骨牵引期间，开始练踝关节屈伸及股四头肌的舒缩活动，以后逐渐练膝关节屈伸，并抬起臀部锻炼上肢等肌力，解除固定后带夹板双拐下地练习，逐渐用患肢负重。

4. 药物治疗

（1）内服：采用活血化瘀、消肿止痛为主的方法。基本方组成是：牛膝 9 g，丹皮 9 g，红花 9 g，泽兰 9 g，大黄 9 g，归

尾 9 g, 赤芍 12 g, 丹参 12 g, 黄柏 12 g, 制乳没各 12 g, 甘草
6 g, 每日一剂, 煎服 2 次。

辨证加减 2 周后瘀肿基本消退, 改用基本方加续断 12 g, 地
鳖虫 9 g, 白术 9 g, 茯苓 9 g, 煅自然铜 30 g, 4 周后用基本方加
杜仲 12 g, 续断 12 g, 补骨脂 12 g, 熟地 15 g, 党参 15 g, 枸杞
子 15 g, 木瓜 15 g, 炙甘草 9 g。

(2) 外治: 骨折临床愈合后, 为防止关节周围筋脉拘挛,
可用中药外洗, 常用药是: 伸筋草、红藤、海桐皮、五加皮、威
灵仙、骨碎补、川牛膝、透骨草各 15 g。

【医案介绍】

郑某, 女, 52 岁, 山西省孝义市人, 农民。

患者 2014 年 8 月 19 日右大腿不慎被三轮车砸伤, 当时感疼
痛剧烈、活动受限, 送至附近医院就诊, 摄 X 线片示右股骨干
骨折。建议择期手术治疗。患者拒绝手术, 要求保守治疗, 患者
2014 年 8 月 19 日就诊于孝义正骨医院。

查体: 患者神清, 一般状况良好, 右股骨中段肿胀畸形, 活
动受限。患者右大腿短缩, 中段压痛阳性, 可触及骨擦感, 右下
肢叩击痛阳性。患肢末梢血运及运动感觉未见明显异常。

X 线片示: 右股骨中端斜形骨折, 近端向内下移位, 远端向
内上移位 (图 4 - 8①)。

诊断: 右股骨干中段骨折。

治疗: 患者取仰卧位, 一助手双手握患者右踝部向下拔伸牵
引同时外旋, 另一助手双手握于患者右髋关节处对抗牵拉; 医者
一手固定骨折近端, 另一手贴紧骨折远端向前外侧推挤对接复
位。复位后用超膝关节夹板固定。复查 X 线片骨折复位可。患
肢骨牵引保持中立位, 配合活血化瘀中药内服、外用。

2 周后复查 X 线片, 正侧位片显示骨折复位良好 (图 4 - 8

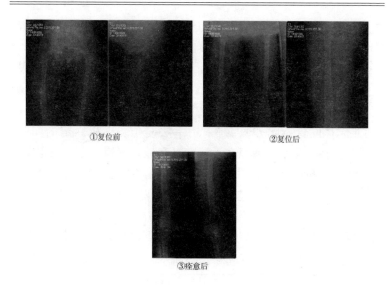

①复位前 ②复位后

③痊愈后

图 4 - 8 右股骨干中段骨折

②）。

三个半月后，患者恢复良好，骨折端已复位，对位、对线良好（图 4 - 8③），可挂拐下地行走，患者出院回家静养。

【经验体会】

股骨干骨折的急救处理非常重要，不当的搬运和扭动均能引起极其严重的血管、神经或其他软组织损伤。现场严禁脱鞋、脱裤或做不必要的检查，应特别注意患者全身情况，简要固定后，极速送往医院，以防止外伤性休克。由于塌方等长时碾压，重物长时压轧等挤压大腿可引起脂肪栓塞综合征或挤压综合征而危及生命。

股骨干骨折主要为较大暴力所致，常有肢体合并伤，应仔细检查，以免漏诊。股骨的主要功能是负重，治疗原则首先是保证对线和等长，消除成角旋转和短缩畸形，股骨中1/3向前突出的弧度明显，这个弧线有利于股四头肌发挥伸膝作用，治疗时尽可能保持此生理弧度。其次是争取解剖形态上的良好对位。

股骨干骨折的治疗，采用非手术疗法，多能取得良好效果。但因大腿的解剖特点肌肉丰厚，拉力较强，骨折移位的倾向力大，虽是无移位的横断骨折，也不可以认为它是完全稳定的（幼儿无移位骨折除外），在采用手法复位、夹板固定的同时，需要配合持续牵引。所以在手法整复和外固定前，必须先完成牵引。纠正骨折的移位除了适当的加垫外，更重要的是调整牵引力的方向。在维持牵引的过程中，应注意调整牵引的重量和方向，检查牵引装置，保持牵引效能，防止牵引失效或过度牵引，以达到维持骨折良好对位对线的目的。待骨折愈合拔除牵引后，要分别对内外侧针孔向外牵拉松解皮肤瘢痕，以免针孔穿过股骨内外肌形成的瘢痕粘连而导致膝关节僵硬。

第四节　股骨髁上骨折

【概述】

股骨髁上骨折虽有伸展与屈曲两型之分，但由于腓肠肌附着于股骨内、外髁的后方，收缩时往往使下骨折段后倾，不易复位及维持。

【病因病机】

1. 直接暴力

少见。偶可因车祸引起开放性粉碎骨折。

2. 间接暴力

高处跌落，足或膝部着地，暴力传递至股骨髁上部，引起骨折。足部着地，引起伸直型骨折，较少见；膝部着地，可引起屈曲型骨折，较多见。

【临床表现和诊断】

伤处有明显的疼痛和压痛，大腿中下段高度肿胀，患肢短缩，有异常活动和骨擦音。股骨髁上骨折后局部肿痛明显，单纯髁上骨折，髌上囊无破裂损伤时膝关节内无明显积液，肿胀不明显。有移位的 A₂ 型骨折因腓肠肌牵拉，远侧骨片向后旋转移位，可压迫损伤腘窝部血管神经。应仔细检查足趾末梢血运和活动，若腘窝部血肿严重和足背动脉搏动消失，可能有腘动脉损伤，如有腘动脉损伤须及时处理。拍摄包括膝关节的股骨正侧位 X 线片，可明确骨折类型。

根据外伤以及临床表现，结合 X 线片，可以明确诊断。有条件进行 CT 扫描并重建，可以为治疗提供更有价值的参考。

按 AO/ASIF 分型法，股骨髁上骨折属股骨远端骨折的 A 类，分 3 种类型。无明显移位的髁上骨折归为 A₁ 型。A₂ 为有移位的单纯股骨髁上骨折，可分伸展型和屈曲型。A₃ 为髁上粉碎骨折。

【治疗】

1. 嵌插及稳定骨折

多用长腿石膏前后托板或超关节夹板外固定于膝关节屈曲 40°～50°位，6～8 周后去除石膏外固定，扶双拐不负重活动，而局部用夹板继续外固定。

2. 屈曲型骨折

可用股骨髁部骨牵引，伸直型用胫骨结节骨牵引（图 4-9）。

3. 牵引失败者或合并神经血管伤者

复位后用钢板内固定。若为骨骺分离则用骨圆针交叉内

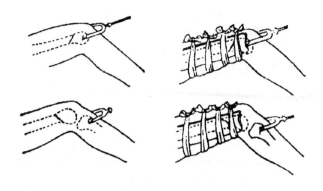

图 4-9　股骨髁上骨折及牵引法

固定。

【经验体会】

固定期间应仔细检查足趾末梢血运和活动功能情况。若胫后动脉、足背动脉脉搏减弱或消失时，应考虑为腘动脉损伤；若足部活动功能障碍，应考虑为坐骨神经或其分支损伤。需及时调整牵引重量、牵引力线的方向、夹板位置及扎带的松紧度，若症状未缓解，应考虑手术探查。

第五节　髌骨骨折

【概述】

髌骨是全身骨骼中最大的籽骨，在膝关节生理运动中其主要功能有三。

（1）传导并增强股四头肌的作用力：①髌骨是伸膝装置的

中间结构；②在股骨髁的滑车间，通过关节的滑动，减少伸屈运动中的摩擦；③增大股四头肌的作用力矩，加强其机械效益。

（2）维护膝关节的稳定：①在伸屈运动中通过髌股关节的依次传递转换，使伸膝装置能在股骨髁滑车间沿着一定的轨迹稳定地运动；②在下蹲运动中，三角形的髌骨既协助防止了膝关节异常的侧方运动（过度的内移、外移），又能抵挡股骨髁，避免其向前滑动。

（3）保护股骨髁使其免于直接遭受外伤性打击。

当髌骨发生骨折后，以上作用即暂时消失。治疗髌骨骨折的根本目标，即恢复其正常传导股四头股肌力和维护膝关节稳定的作用。

【病因病机】

髌骨骨折可由直接暴力或间接暴力所致，以间接暴力为多。直接暴力引起的，是由髌骨直接撞击于地面或受打击所致，骨折多为粉碎，股四头肌腱膜和关节囊一般保持完整，对伸膝功能较少影响，间接暴力所致者，是膝关节半屈曲位跌倒时，股四头肌强力收缩，髌骨与股骨滑车顶点密切接触成为支点，髌骨被强力牵拉和折顶而断裂，骨折多为横断，两折块分离、移位，伸膝装置受到破坏，关节囊及肌四头肌腱膜一般不完整。

根据受伤暴力性质和骨折后移位情况，可分为无移位骨折和有移位骨折两型。

1. 无移位骨折

约占20%，一般是直接暴力打击或屈膝跪倒于地而引起。骨折可呈粉碎或星状，间有纵裂或边缘骨折。髌骨周围筋膜和关节囊保持完整，少数因伤及股骨髁关节面而影响膝关节功能。

2. 移位骨折

约占80%，大多由间接暴力所致。骨折线多呈横断，且常发生在中、下1/3交界部。亦可见直接暴力剧烈造成髌骨粉碎骨折，偶有髌骨上段（或上极）粉碎骨折、髌骨下段（或下极）粉碎骨折。

有移位骨折，往往髌骨周围筋膜和关节囊破裂或断裂，断端之间相互分离达数厘米。常见近端或远端骨折块较大，另一端呈粉碎。此类骨折软组织损伤严重而出血较多，关节腔内有大量积血。

【临床表现和诊断】

通过病史、体检及X线检查，一般可作出诊断。直接损伤的病史，譬如膝部直撞击在汽车挡泥板上，后出现疼痛、肿胀及力弱，常提示发生了骨折。另一种损伤的表现是间接损伤，膝部出现凹陷，伴有疼痛和肿胀。直接损伤者常合并同侧肢体的其他部位损伤。

髌骨位于皮下，易于进行直接触诊检查。通过触诊可发现压痛范围，骨折块分离或缺损的情况。无移位骨折仅出现中度肿胀，解剖关系正常，但骨折端压痛是最重要的临床表现。

多数髌骨骨折有关节内积血，而且关节积血可进入邻近的皮下组织层，使组织张力增加。关节内积血时浮髌试验阳性。膝关节内张力性渗出可使疼痛加剧，必要时进行抽吸或紧急外科减压。

应常规拍摄斜位、侧位及轴位X线片。CT扫描或MRI检查有助于诊断边缘骨折或游离的骨软骨骨折。因正位上髌骨与股骨远端髁部相重叠，很难进行分析，因此多采用斜位，以便于显示髌骨。侧位X线片很有帮助，它能够提供髌骨的全貌以及骨折块移位和关节面出现"台阶"的程度。行轴位X线检查有利于除外边缘纵行骨折，因为它常常被漏诊，而且多无移位。

【治疗】

髌骨是伸膝装置重要组成部分，是膝关节前壁的一部分且与股骨滑车构成关节。骨折后关节囊和髌旁腱膜部往往同时撕裂，伸膝装置遭受破坏，严重地影响伸膝功能。所以治疗髌骨骨折时，除了要求恢复伸膝装置完整外，还应当保证关节面光滑完整，防止创伤性关节炎的发生。影响髌骨骨折后果的因素有二：①髌骨关节面复位不佳，不平滑，环形固定或"U"形钢丝固定的固定力不够坚强，在活动中不易保持关节面平滑，如固定偏靠前部，则可使关节面骨折线张开，愈合后易发生髌股关节炎。②内固定不坚强者，尚需一定时间外固定，如髌骨骨折愈合较慢，则外固定时间需长达 5 周以上，关节内可发生粘连，妨碍关节活动。这就是有些病例采用环形固定或"U"形钢丝固定治疗效果不佳的原因。因此，髌骨骨折的治疗原则应当是，关节面复位平滑，内固定适当有力，骨折愈合快，早活动关节。治疗包括非手术及手术疗法两大类。

1. 整复固定方法

1）无移位骨折：可用注射器抽尽关节内积血，下肢后侧用长木板或石膏托固定膝关节于伸直位，2 周后开始练习股四头肌收缩活动，4～5 周去除外固定，逐渐练习行走及膝关节屈伸活动。

2）移位横形骨折：若移位很少或为老年患者，可先抽出关节内积血，手法复位，整复在腰麻或股神经阻滞麻醉下进行。患者仰卧位，膝伸直或微屈 20°～30°，此体位易使关节面达到解剖复位。术者立于患侧，一手拇指、食指及中指捏挤远端向上推并固定之；另一手拇指、食指及中指捏挤近端上缘的内、外两侧向下推挤，使骨折端接近。若骨折远近端对位良好，可暂时固定。如手指触摸不平整，或 X 线透视见骨折端有前后残余移位时，以一手拇指、食指固定下陷的一端，另一手拇指、食指挤按向前突出的另一端，使之对齐。然后将骨折远近端挤紧，用抱膝圈固定。经X线透视，对位仍不满意者，根据不同的残余移位分别施以不同的手法复位。达到骨折端紧密接触，关节面平坦即为复位满意（图4-10）。

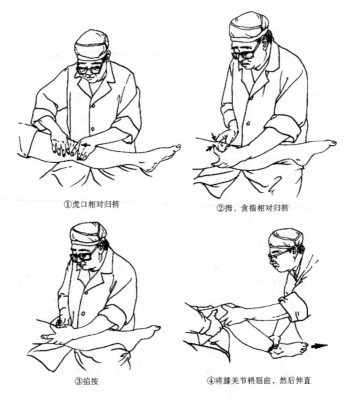

①虎口相对归挤　　　　　　②拇、食指相对归挤

③掐按　　　　　　④将膝关节稍屈曲，然后伸直

图4-10　髌骨骨折的整复

根据骨折类型及移位程度分别采用抱膝圈固定或布兜弹性多头带固定。

（1）抱膝圈固定：无移位或移位不多（即分离移位＜

0.5 cm）者，骨折易整复且较稳定，可用此法。首先量好髌骨轮廓，制一圆圈，缠上棉花，以绷带缠外层，在圆圈上加布带四条，各长 60 cm。膝后垫一托板，长度由大腿中部达小腿中部，宽13 cm，厚 1 cm。骨折整复满意后，膝后及髌骨周围衬上棉垫，将托板置于患膝后，将抱膝圈套在髌骨周围；固定带绕过后侧托板并捆扎，大、小腿处行绷带包扎。如肿胀消退，及时缩小抱膝圈及调整固定带之松紧度，继续固定至骨折愈合（图 4 - 11）。

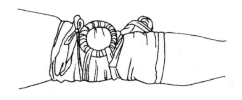

图 4 - 11　抱膝器固定后外形

（2）布兜弹性多头带固定：对骨折移位较多者，可用此法。固定器材包括抱骨垫、半月状布兜弹性带、髌前长形布兜弹性带及膝后活动托板等。复位满意后，术者双手固定骨折远、近端，将衬以棉垫的活动夹板置于膝后，活动轴平膝关节间隙；将半月形抱骨垫分别卡在髌骨上、下缘，用两条黏膏固定；再将半月状多头带先固定在远端的抱骨垫上，此带稍向膝上、后方倾斜，将弹性带分别系于活动夹板的螺丝鼻上；再将另一个多头弹性带固定在近端的抱骨垫上，此带向膝下方偏斜，亦将弹性带分别系于活动夹板的螺丝鼻上。上下端的 2～3 条弹性带可在膝旁两侧交叉，保持松紧度一致，然后再放髌前弹性带。此带通过抱骨垫对骨折端产生压力。弹性带须松紧适宜，用力均匀，方可达到良好固定。最后用绷带将膝后活动板缠于大、小腿上，以免滑动。

2. 练功活动

在固定期间应逐步加强股四头肌舒缩活动，解除固定后，应逐步进行膝关节的屈伸锻炼。但在骨折未达到临床愈合之前，注意勿过度屈曲，以免将骨折处重新拉开。

3. 药物治疗

髌骨骨折早期瘀肿非常明显，应重用活血祛瘀、利水消肿的药物，中期应用接骨续筋、通利关节之品，后期服补肝肾、壮筋骨的药物，解除固定后应用中药熏洗。

4. 手术治疗

髌骨骨折移位明显，手法复位失败，或骨折端有软组织嵌入，或多块骨折者，可考虑手术切开复位，选用钢丝张力带、螺钉或镍钛记忆合金髌骨爪等内固定。对于严重粉碎性骨折，难以复位者，可根据患者的具体情况做髌骨部分切除术或切除术。

【医案介绍】

林某，男，54 岁，山西省孝义市人，工人。

患者 2018 年 8 月 5 日晚不慎摔伤右膝部，当时右膝部疼痛剧烈，不能行走，由爱人急送外院。X 线片示右髌骨骨折，建议手术治疗。患者拒绝手术，寻求保守治疗，故于 2018 年 8 月 6 日就诊于山西省孝义市正骨医院。

查体：患者表情痛苦。右膝部瘀血肿胀严重，膝关节屈伸功能受限。可触及骨擦感。

X 线片示：右髌骨横断骨折。

诊断：右髌骨横断骨折。

治疗：患者仰卧于治疗床上，患肢平伸，用上述整复方法，髌骨面对位相对平整后用固定夹具包扎固定。患者足背屈位卧床静养，以防止骨折移位。给予活血化瘀、接骨续筋药物治疗。

2 周后患者诉疼痛明显减轻。打开外固定，可见瘀血肿胀有所减退。患者病情平稳。

1个月后患者诉不适症状明显好转。打开外固定，可见瘀血肿胀明显消退。复查X线片示骨折对位良好，骨痂形成（图4-12）。出院返家静养。

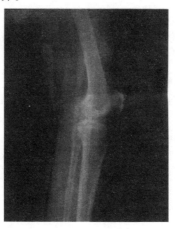

图4-12 右髌骨横断骨折

【经验体会】

注意调整抱膝圈扎带的松紧度或抓髌器螺旋盖的压力，松则不能有效地维持对位，紧则抱膝圈影响肢体的血循环。骨折未达临床愈合之前，注意勿过度屈曲膝关节。

第六节 胫骨髁骨折

【概述】

胫骨髁骨折，又称胫骨平台骨折，好发于外髁，男性多于女性，好发于青壮年。约占各种骨折的4%。

胫骨髁骨折为关节内骨折，骨折波及胫骨近端关节面，易于引起膝关节活动障碍，严重者还可合并有半月板及关节韧带损伤，因而更易造成膝关节的功能障碍。

胫骨上端宽厚，扩大部分为内髁和外髁，其平坦的关节面称胫骨平台。其边缘上覆有半月板软骨，中间为髁间嵴，附着前后交叉韧带，两侧面抵有内外侧副韧带。胫骨内、外髁成浅凹，与股骨下端内、外髁相接。由于成人胫骨扩大的近侧端松质骨罩于骨干上，支持它的骨皮质不够充分；与股骨髁比较，则股骨髁支持的骨皮质较厚，结构较坚强，胫骨髁显得相对软弱。所以，两者损伤的机制虽然相同，但胫骨髁骨折则较多见，故胫骨髁是膝关节骨折好发处。另外，胫骨上端骨质疏松，一旦发生挤压塌陷，则骨折不易整复，因而影响关节面的完整，成为关节功能失调和创伤性关节炎的诱因。

【病因病机】

造成胫骨平台骨折，有间接暴力。造成胫骨棘撕脱和胫骨平台骨折，而胫骨髁又由于受内翻、外翻、垂直力等不同方向力的作用，可造成胫骨内髁、外髁、双髁、边缘以及劈裂、下陷、粉碎等多种部位及类型骨折。常用分类方法有AO的三型分法。Ⅰ型：有移位的内髁或外髁骨折；Ⅱ型：无移位的内髁或外髁骨折；Ⅲ型：一侧平台塌陷，关节面断裂；Ⅳ型：波及双侧胫骨髁的骨折，且常伴有韧带及半月板的损伤。

【临床表现和诊断】

伤后膝部明显肿胀、疼痛、功能障碍，局部瘀斑明显，可有膝内、外翻畸形。膝部有明显的压痛、骨擦音及异常活动。有侧副韧带断裂时，侧向试验阳性；若交叉韧带断裂时，则抽屉试验阳性。如有腓骨小头骨折，腓骨小头处出现相应骨折表现；如腓总神经损伤，可出现小腿前外侧及足背皮肤感觉减弱或消失，小腿前侧及前外侧肌群肌力减弱或消失。

膝关节 X 线正、侧位片可显示骨折类型和移位情况。疑有侧副韧带断裂者，可在被动内翻或外翻位拍摄双膝关节正位应力 X 线片，与健侧对比关节间隙的距离。

对疑有十字韧带或半月板损伤者，可拍摄断层 CT 片。

膝关节镜检查：除观察关节腔内各种情况外，还可进行电灼、切断粘连、松解滑膜皱襞，切除损伤的半月板，摘除关节内游离体，搔刮关节软骨面及修复前后十字韧带等治疗。

【治疗】

治疗胫骨平台骨折的目的是获得一个稳定的、对线和运动良好以及无痛的膝关节，并且最大限度地减少创伤后骨关节炎发生的危险。要想获得合理的治疗，一定要掌握这种损伤的个体特点，仔细地进行体检和相关的影像学研究，并且熟悉治疗这种复杂骨折的各种技术。一个很具挑战性的问题是具体到每一个患者，是采取保守治疗好，还是采取手术治疗好。已经认识到，理想的膝关节功能取决于关节稳定，对合关系良好，关节面正常，以允许均衡地传导通过膝关节的载荷。关节轴向对线不良或不稳定时，可以加速膝关节退行性过程。进行骨折复位时，首先要复位膝关节的力线，避免出现膝关节的内外翻畸形；同时要尽可能的复位好关节面，尽量达到解剖复位，使关节面平整。

治疗方法的选择取决于患者的伤情，骨折类型和医师的临床经验。对骨折移位小的老年患者可采取保守治疗。

1. 整复固定方法

（1）超关节小夹板固定或长腿石膏固定：适用于无移位的骨折病例。在无菌操作下抽出关节腔内积血，超膝关节小夹板或长腿石膏固定。固定后可进行有计划的股四头肌锻炼，患肢不负重的情况下持拐下地，4~6周后去除固定做膝关节伸屈锻炼，10~12周后如股四头肌加强有力，患肢逐渐锻炼负重。

（2）手法整复及局部外固定：适用于单髁压缩骨折或压缩粉碎骨折。以胫骨外髁骨折为例：在麻醉下患者仰卧，抽净关节腔内积血。助手一手推住膝关节内侧，一手握住踝关节向内牵拉，使膝关节内翻，膝关节的外侧间隙变宽，术者将骨折块向上、向关节中线推挤，并借侧副韧带张力增加使骨折块复位。复位满意后，超膝关节小夹板或长腿石膏固定，其他处理同前。

（3）撬拨复位法：常规无菌操作下，用合适细钢针（一般选用直径2~3 mm为宜）撬拨，以外髁为例：保持膝关节内翻位，在外侧平台前外侧的下方，离关节面3 cm处，将钢针穿过皮肤，向后上方进针。在X线透视下，用针前端抵住平台塌陷骨折块，做撬拨复位，并在撬拨同时，在胫骨上端内、外两侧，配合手法，向中部推挤，整复平台周围劈裂骨折。复位经X线透视满意后，用另一钢针穿过皮肤，沿塌陷骨折片下面击入，至胫骨平台内侧骨皮质下做固定用，然后包一长腿管型石膏。

（4）持续骨牵引复位：适用于移位严重的粉碎骨折，尤其是关节面破碎严重无法复位者。先在局麻下行跟骨或胫骨下端骨牵引，在牵引下可运用双手掌在膝内、外侧向中心挤压，促进骨折复位。经照片显示临床愈合，解除牵引，改用超膝关节小夹板或长腿石膏固定，处理同前。

2. 练功活动

早期应做股四头肌功能锻炼及关节屈伸锻炼，解除固定后，在床上练习膝屈伸活动或扶拐不负重步行锻炼，6周后经检查骨折牢固愈合，方可下地练习负重，应注意负重过早可造成胫骨平台重新塌陷。

3. 药物治疗

按骨折三期辨证施治，后期可用中草药熏洗配合膝关节练功活动，以利关节功能恢复。

4. 手术疗法

手术的目的和原则为：①重建关节的相互吻合关系；②重新恢复胫骨的对线；③适当的支撑作用，以维持关节面的吻合关系和对线，可用植骨和内固定起支撑作用；④修复损伤的半月板和韧带。单髁骨折可用两枚带垫圈的松质骨螺钉固定，如果要希望轴向负荷，则可用钢板加强支撑折块，钢板可选用窄的动力加压钢板（DCP）、"L"形钢板、"T"形钢板或侧方胫骨髁钢板来起支撑作用。尚应注意的是，年纪较大的患者如合并膝关节的退行性变（骨性关节炎）应视为手术禁忌。

5. 其他治疗

（1）关节镜治疗：随着关节镜技术的不断成熟，使关节镜早期介入膝关节急性损伤，以便早期确诊，部分病例还可在镜下完成手术，是胫骨平台骨折治疗的选择之一。镜下可重点观察骨折块形态、移位方向和程度、软骨缺损程度、塌陷情况和塌陷软骨块的位置，并可对交叉韧带、半月板损伤进行诊断和直视下修复或切除，这是关节镜的特殊之处。关节镜监视下胫骨平台骨折复位内固定术只适合胫骨平台损伤不严重的 Schatzker Ⅰ～Ⅲ型骨折及部分Ⅳ型骨折，胫骨平台损伤严重很难做到镜下复位。对于低能量损伤的骨折，关节镜下骨折复位固定术，对骨折局部血供破坏较小，相对传统切开复位内固定来说，可以获得满意的膝关节功能。可在关节镜监视下复位或撬拨植骨后，小切口安装螺钉及外侧"T"形或"L"形钢板内固定，配合早期功能锻炼。对于复杂的高能量胫骨平台骨折，有报道在关节镜辅助下经皮双侧髁支撑钢板固定Ⅴ型、Ⅵ型骨折，取得较好疗效，但手术操作较困难，内固定支持力不够，易引起内外翻畸形。

（2）微创接骨术（LISS）：LISS 微创固定系统是一项新技术，同时具有微创和解剖接骨板固定的优点。其特点是间接复位、经皮肌肉下骨膜外放置接骨板胜于骨外侧面固定。接骨板的特点是符合生理解剖形态的特性，可以省去内侧的固定。首先闭合复位，或在 C 臂机透视和关节镜监视下解剖复位。对于需要软骨下支撑的平台粉碎或压缩骨折，可以进行经皮开窗撬拨植骨。LISS 接骨板是可以通过最小损伤入路的接骨板和螺钉系统，锁钉保证其稳定性，消除螺钉的滑动移位。该接骨板是解剖预弯的，以使它与胫骨保持最好的密贴关系。将接骨板通过小切口沿着前肌间隔贴着骨面向下滑动放入，通过导向器套管将螺钉固定。对于干骺端的粉碎骨折，通过锁钉可对近端骨折块提供稳定的固定。该方法缺点是对后内侧移位骨决的复位和支持不够，所以对于范围广泛的粉碎骨折和碎块移位明显的患者有一定的失败率，常需有限的或常规的切开复位及固定。

【经验体会】

胫骨髁骨折属关节内骨折，既不易整复，又难以固定，因此应指导患者早期进行功能锻炼，晚期负重锻炼，以免发生关节不稳、膝关节僵硬及创伤性关节炎。骨牵引、穿针固定和手术治疗要注意预防感染。

第七节　胫腓骨干骨折

胫腓骨骨干骨折最常见，其中以胫腓骨双骨干骨折为多，胫骨干单骨折次之，腓骨干单骨折最少见。

胫骨是连接股骨下方的支撑体重的主要骨骼，腓骨是附连小腿肌的重要骨骼，并承担 1/6 的承重。通过上、下胫腓关节联结和骨间膜，将胫、腓骨接合成为一个整体，增强下肢的持重力量。胫腓骨由于部位的关系，遭受直接暴力打击、压轧的机会较多，又因前内侧紧贴皮肤，所以，开放性骨折较多见。

胫骨干为三棱形管状骨，上 1/3 呈三角形，由前、内、外三个嵴分成内、外、后三面，胫骨下 1/3 略呈四方形。胫骨前嵴突呈向外弯曲，其上端为胫骨结节，两者都是良好的骨性标志。胫骨中下 1/3 处，是三棱形和四方形骨干移行部，此处为骨折好发部位。胫骨内侧面仅有皮肤覆盖，易发生开放性骨折。胫骨干有 10° 左右向前外的生理弧度，运动时膝与距小腿关节在同一平行轴上活动，故在治疗胫腓骨骨折时必须防止成角和旋转移位，保持膝距小腿关节（踝关节）轴的平行一致，以免日后发生创伤性关节炎。

胫骨的血液供应有两个来源，即滋养动脉和骨膜血管。胫骨的滋养动脉源于胫后动脉，在胫骨的后外侧面进入骨皮质，进入的水平在胫骨后面的中上段，再由胫骨中 1/3 的后外侧穿入，在密质骨内下行一长距离，而后进入髓腔，且下段无肌肉附着，故下 1/3 骨折因局部血运不良，易发生迟缓愈合或不愈合。在正常情况下，骨膜在胫骨皮质的血液供应中起较小的作用，当胫骨骨折后由滋养动脉来的髓内血液供应遭到破坏时，骨膜的血液供应就逐渐成为主要作用。因此，治疗中应尽量少破坏胫骨骨膜。

腓骨四周均有肌肉保护，且不负重，但有支持胫骨的作用和增强距小腿关节稳定性，骨折后移位不大，易于愈合。儿童腓骨富有弹性，故胫骨发生骨折时，腓骨可以发生弯曲变形。腓总神经自腘窝绕过腓骨颈向前行，因此，腓骨上端骨折很容易伤及腓总神经。

小腿筋膜间隔区由胫腓骨及骨间膜与小腿筋膜形成，小腿分三个筋膜间隔区：前区、外区及后区，后间隔区又可分为后深区及后浅区。骨折后出血、血肿以及肌肉挫裂伤后出血肿胀使间隔区内压力增高，受到筋膜限制时，又可发生筋膜间隔区综合征，严重者甚至发生缺血性坏死。

前间隔区：小腿前间隔区包括胫骨前肌、伸趾长肌、伸拇长肌和第三腓骨肌。这些肌肉被包绕在相当坚实的间隔内。在前间隔还有胫前动脉和腓深神经。胫前动脉和腓深神经均在肌肉的深层走行。在接近距小腿关节的部位，肌腱的走行逐渐靠近胫骨，因此，在此部位骨折形成的骨痂会影响这些肌腱的滑动。

外侧间隔区：外侧间隔区由腓骨长短肌占据整个外侧间隙，两肌的肌腹保护了除距小腿关节附近以外的腓骨骨干。腓浅神经在腓骨肌和伸趾长肌的肌间隙内经过，腓骨颈骨折合并腓神经损伤的比例较高。

后侧间隙区：后侧间隙区包括腓肠肌、比目鱼肌、胫后肌、屈拇长肌、屈趾长肌。胫后神经走行在胫骨后方，沿着胫后肌和屈趾长肌之间行走，不易直接被胫骨骨折致伤。胫后动脉及其主要分支腓动脉也在后侧间隙区，并有上述肌肉保护。后侧间隙比前侧间隙大，且张力较小，因此，发生筋膜间隔综合征的比例较前间隙区少得多。

【病因病机】

1. 直接暴力

重物直接撞击或车轮碾轧，可引起横骨折、短斜骨折或粉碎骨折，两骨折往往在同一水平。由于胫骨处于皮下，容易发生开放性骨折。

2. 间接暴力

高处跌下、强烈扭转或滑跌，可引起长斜骨折或螺旋骨折。两骨均骨折时，腓骨的骨折面往往高于胫骨的骨折面。骨折端尖锐，很容易刺破皮肤，造成开放性骨折。由于不是直接暴力，所以软组织损伤较小，出血也少。对这类骨折，应摄胫腓骨全长 X

线片，以免漏诊。骨折移位的方向取决于外力作用的方向，包括腓肠肌的收缩和骨折远段肢体的重力。

胫腓骨骨干骨折可分为三种类型：①胫腓骨干双骨折；②单纯胫骨干骨折；③单纯腓骨骨折。临床上以胫腓骨干双骨折为最多见，表明所遭受的暴力大，骨和软组织损伤重，并发症多，治疗有一定困难。单纯腓骨骨干骨折少见，常因小腿外侧的直接暴力引起，如进行足球运动被踢伤。多不发生明显移位，预后好。单纯胫骨干骨折也较少见，多为比较轻的直接暴力引起。由于腓骨的支撑，常不发生明显移位，治疗效果好。

骨折损伤，内动经络，血行之道，不得疏通，气滞血瘀，瘀积不散，则为肿为痛，故骨折早期辨证为气滞血瘀。骨折后期，病久耗伤气血，且筋骨损伤必内动肝肾之气，肝肾亏虚，故后期多为气血不足、肝肾亏损。

【临床表现和诊断】

均有明显的外伤史，伤后局部疼痛、肿胀，不能站立和行走。

若骨折无移位，局部的体征仅表现为肿胀、瘀斑以及局限性的压痛。若骨折有移位，则肢体有外旋、成角、短缩畸形，可扪及骨折端，并可触及骨擦感，异常活动明显。

胫骨干上 1/3 骨折时，由于腘动脉进入比目鱼肌腱弓后，其分支胫前与胫后动脉紧贴胫骨下行，移位的骨折端易损伤血管，造成小腿下段的严重缺血或坏死。

胫腓骨骨折，如软组织挫伤严重，筋膜间隔区内因出血、水肿而压力增高，当压力增高至一定程度时，形成小腿筋膜间隔区综合征，若处理不当，可导致间隔区内肌肉坏死、血管闭塞和神经麻痹，严重时可引起肾功能衰竭，甚至死亡。

腓骨颈的骨折容易合并腓总神经损伤。患肢足背皮肤感觉迟钝，小腿前外侧肌群瘫痪，足趾与踝关节背伸功能丧失，出现足下垂。

有直接暴力或间接暴力损伤病史，伤后小腿疼痛、肿胀，持重功能丧失（即使是单纯的、无移位的胫骨骨折，其持重功能也已丧失），胫、腓骨（尤其是胫骨）有局限性、尖锐性压痛，就应考虑胫腓骨骨折的存在。如果患肢有畸形、异常活动与骨擦感，诊断就可成立。X线片可明确骨折的部位、类型、移位方向及移位程度。

【治疗】

胫腓骨骨干骨折的治疗目的是矫正成角、旋转畸形，恢复胫骨上、下关节面的平行关系，恢复肢体长度。无移位的胫腓骨干骨折采用小夹板或石膏固定。有移位的横形或短斜形骨折采用手法复位，用小夹板或石膏固定。固定期应注意夹板和石膏的松紧度，并定时行X线检查，发现移位应随时进行夹板调整，或重新石膏固定，6~8周可扶拐角不负重行走（图4-13）。

1. 整复固定方法

（1）无移位稳定性骨折：无移位或整复后骨折面接触稳定无侧移位趋势的横形骨折，短斜形骨折，可用小夹板或石膏管型固定。固定中如有成角畸形，用石膏切楔法可有效矫正。切楔矫正后能增加折端稳定，有利于骨折愈合。伤后8~10周，骨折多已愈合，摄片证实后可拆除固定，但伤肢持重必须待骨性愈合。

使用石膏固定，必须严格遵守三点固定的原理。骨折一侧的软组织铰链是维持骨折稳定的重要因素。利用石膏固定骨折时，也必须正确利用这一稳定因素。在存在软组织铰链的对侧为三点固定的中间力点，铰链同侧的骨干上下端各为一个力点。在管型石膏上只有准确地塑出上述三点关系，才能稳定骨折。单纯依赖管型石膏将上下关节固定住，是不能维持骨折复位的位置的。如

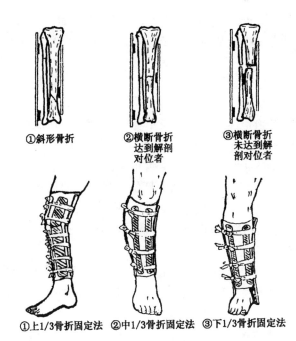

①斜形骨折　②横断骨折　③横断骨折
　　　　　　达到解剖　未达到解
　　　　　　对位者　　剖对位者

①上1/3骨折固定法　②中1/3骨折固定法　③下1/3骨折固定法

图4-13　加压垫放置位置及固定外观

果不包括上或下关节的石膏也能得到三点固定作用时，当然可以只用石膏局部固定。在石膏硬固前，术者应始终维持其三点应力关系，以防变形失效。在管型石膏固定中如发现骨折复位不满意或再移位而呈现成角畸形时，利用楔形矫正可获得成功。最好在成角凹侧将石膏横向锯开管型的2/3，撑开后，在石膏切开处的空隙间加一木楔，外绕石膏，将已矫正成角的小腿重新固定。小夹板三点固定不同于石膏之处，主要在于依靠压垫完成。因此，务必注意防止在有成角移位趋势部位的压力垫，造成压疮。由于胫腓骨骨折后，往往小腿肿胀较严重，复位并经石膏管型固定后，必须严密观察，是否有循环受阻神经麻痹等表现。如有可疑，应立即将石膏管型纵行自上而下完全剖开，切忌只将踝以下的局部石膏切开。对初期肿胀严重，甚至疑有合并骨筋膜室综合征者，严禁石膏管型固定，必要时，可先以长腿石膏夹板加以保护。

（2）移位稳定性骨折：手法复位外固定 6～8 周，骨折愈合后下地行走。

（3）不稳定性骨折：对于不稳定性骨折，伤肢严重肿胀或有皮肤挫伤，开放性骨折伤口感染等。伤肢置放于 Braun 架上行跟骨牵引或胫骨下端牵引，牵引重量用 4～6 kg，24～48 小时后，床旁摄片 X 线片了解骨折复位情况，必要时配合手法使之复位，并外用夹板固定。牵引期间，应及时调整牵引重量，防止过牵，并适当功能锻炼。6～8 周去除牵引，扶双拐下地患肢不负重行走锻炼。

（4）外固定器固定：适用于多段骨折和肢体伴有烧伤，严重脱套伤的病例，它便于观察和处理软组织损伤。外固定器还有能早期不负重活动，早期进行大幅度功能锻炼的优点。

2. 练功活动

一般在骨折整复固定（或骨牵引）后第二天起即可作踝关节屈伸和股四头肌的舒缩锻炼，以利退肿，稳定型骨折，4 周后即可带夹板扶双拐下床活动，但足底要踏平，不能用足尖着地；不稳定型骨折，起码要 6 周后才可带夹板下地不负重锻炼；如为骨牵引者，要待 X 线片显示有骨痂生长，才可除牵引带夹板扶双拐下地活动。只有 X 线片及临床检查均达到临床愈合标准后，才可除去夹板，改用单拐，逐渐负重。除去夹板不宜太早，免再移位。

3. 药物治疗

中医采用活血化瘀、通络止痛的方法。基本方组成是：桃仁 9 g，红花 9 g，生地 9 g，当归 9 g，赤芍 9 g，川芎 6 g，牛膝 6 g，苏木 6 g，鸡血藤 15 g，每日一剂，煎服 2 次。

骨折初期肿胀较显著者，基本方加车前子 15 g，泽兰 9 g，木通 6 g，生苡仁 15 g；伴便秘者，基本方加大黄 9g、枳实 9g；疼痛剧烈者，加乳香 9 g，没药 9 g，玄胡 9 g；如为开放性骨折，基本方加银花 15 g，连翘 9 g，蒲公英 9 g，地丁 9 g，防风 9 g。

2 周后可用乳香、五灵脂、血竭、苏木、甜瓜子、自然铜、鸡蛋皮、骨碎补、川断、白及、鹅不食草各等量，共研为细末，炼蜜为丸，每次服 9 g，日服 2 次。无条件者，以此方为汤剂煎服亦可。

4 周后可用生熟地、怀山药、芡实各 500 g，金毛狗脊、丹参各 400 g，五味子、枸杞子、菟丝子各 150 g，泽泻 250 g，共研为细末，炼蜜为丸，每服 6g，每日 2 次。

4. 手术疗法

切开复位内固定应慎重使用，仅适用于用上述疗法后，骨折未能达到功能对位，或合并有血管、神经损伤的病例。

（1）螺丝钉内固定：适用于长斜形和螺旋形骨折，螺丝钉内固定后，还应配合石膏外固定，确保稳固固定。

（2）钢板螺丝钉固定：适用于斜形、横断或粉碎性骨折均可应用。虽然胫骨的张力侧在胫骨的内侧，但由于胫骨前内侧皮肤及皮下组织较薄，易使钢板外露，因此，钢板最好放在胫骨外侧胫前肌的深面。近年来加压钢板已被大多数骨科医师应用于此骨折。

（3）髓内针固定：胫骨髓内针有多种，如梅花形髓内针、"V"钉、Eeder 钉和矩形弹性髓内钉，但由于它们控制旋转能力均差，所以多用于多段胫腓骨骨折。

手术切开复位内固定在治疗闭合性胫腓骨骨折时仍有其实用价值。不稳定的长斜形、螺旋形骨折，如以螺丝钉垂直于骨干纵轴固定，足以克服其滑行短缩的趋势，但并无防止其他方式移位的作用。因此，结合使用局部石膏或小夹板外固定，则可使固定作用较为可靠。术后可以早期活动膝、踝关节、早期下床，远较卧床牵引有利。多段骨折如以髓内针贯穿固定，至少可维持良好的对线，必要时再辅以其他外固定。加压接骨板内固定虽有使患肢得以早期活动，甚至早期负重的优点，但不应作为常规。使用时一般习惯置于胫骨外侧，有肌肉覆盖，不似在内侧直接位于皮下。即使从 AO 张力带原则看，在小腿部也不固定，无论置于何侧均可。但由于胫腓骨骨折往往是向前成角移位，其后外侧为软组织铰链所在，对维持骨折稳定以及血液供应都有重要意义；而且小腿肌肉位于胫骨的后及外侧，收缩所引起的移位会加重骨折的向前内成角。因此，在软组织条件允许的情况下，采用后内切口，将接骨板置于内侧更为合理。用带有弹性的钢针自胫骨结节内及外侧各打入一根，在髓腔内形成交叉，也有很好的固定效果。

【医案介绍】

陈某，女，23 岁，山西省孝义市人，农民。

患者 2015 年 5 月 27 日不慎摔伤右小腿，当时右小腿疼痛，不能站立，活动受限。送至附近医院，拍片提示"右胫腓骨骨折"，行石膏外固定。为求得进一步治疗，当晚就诊于孝义市正骨医院。

检查：患者神清，痛苦面容。右小腿肿胀瘀血严重，错位畸形，触痛阳性，可扪及骨擦感。

X 线片示：右胫腓骨骨折。

诊断：右胫腓骨骨折。

治疗：患者取平坐于治疗床上，助手及医者立于患者右侧。一助手扶按患者髋部固定，另一助手双手握住患者足部对抗牵拉，将右下肢顺时针旋转至功能位；医者双手置于患处，自上而下捋顺、复贴伤肢后，拇指在上，余四指在下，按压托顶复平胫骨骨折处。腓骨骨折在牵引过程中可顺势对位对线。复位后用夹板外固定（超踝关节），嘱患者绝对卧床，口服活血化瘀接骨药物，定期复诊调整治疗方案。

一周后复查，患者右腿肿胀瘀血减退，右足趾活动自如，血运良好，继续外固定。

3周后复查，X线片示骨折对位对线良好。

四月后复查患者骨折处骨痂形成，肿胀、疼痛消除，足趾活动正常。

【经验体会】

胫腓骨骨折一般因外力造成，手法复位时，在拔伸牵引下拉开骨折重叠处，根据骨折情况推挤、按压平复，远端对近端使骨折对位。手法整复是以保胫骨为主，兼治腓骨。在复位时一定注意要恢复小腿的生理弧度和下肢力线，并使膝关节、踝关节在同一水平轴活动。

第八节　踝部骨折

【概述】

踝部古名踝骨，俗名踝子骨。踝关节由胫骨远端、腓骨远端和距骨体构成。胫骨远端内侧突出部分为内踝，后缘呈唇状突起为后踝，腓骨远端突出部分为外踝。外踝与内踝不在同一冠状面上，较内踝略偏后，外踝远端较内踝远端和后方低1 cm左右。由内踝、外踝和胫骨下端关节面构成踝穴，包容距骨体。距骨体前方较宽，后方略窄，使踝关节背屈时，距骨体与踝穴适应性好，踝关节较稳定；在跖屈时，使距骨体与踝穴的间隙增大，因而活动度亦增大，使踝关节相对不稳定，这是踝关节在跖屈位容易发生骨折的解剖因素。与踝穴共同构成关节的距骨滑车其关节面约有 2/3 与胫骨下端关节面接触，是人体负重的主要关节之一。在负重中期，关节面承受的压力约为体重的 2 倍；在负重后期则可达 5 倍，这也是踝关节容易受伤、发生退行性变性关节炎的原因之一。正常情况下，以足外缘与小腿垂直为中立位 0°，踝关节有背屈 20°～30°，跖屈 45°～50°的活动度。踝关节的内翻及外翻活动主要发生在距下关节，内翻 30°，外翻 30°～35°。

【病因病机】

多由间接外力所造成，如由高处坠下时，足踝处于内翻位，足外缘先着地，或在不平的道路上行走时，或小腿内下方被砸压等，外力使足踝突然强力内翻，则造成内翻损伤（此种损伤，踝部多呈内翻畸形，内踝多呈斜形骨折，外踝多呈横形骨折，严重者可合并后踝骨折、距骨脱位、韧带损伤等）。反之，外力使足踝突然强力外翻，则造成外翻损伤（踝部多呈外翻畸形，内踝多呈横形骨折，外踝多呈斜形骨折，严重者也可合并后踝骨折、距骨脱位、韧带损伤等）。临床以内翻损伤最多见，其次为外翻损伤。直接外力如踝部被踢伤、踩伤、重物砸伤等均可造成此病，枪弹伤则造成开放性骨折。

【临床表现和诊断】

踝部肿胀，有皮肤瘀斑和功能障碍，踝关节活动受限。体征：踝部肿胀，有内翻或外翻畸形，严重者可出现开放性骨折脱位。根据其损伤类型和机制，畸形表现可不同（图 4 - 14）。

踝关节损伤的患者均须摄正侧位片，首先分析距骨的位置和踝关节间隙是否正常，向何方倾斜移位或脱位。而后观察骨折类型及其移位程度和方向，以便选择正确的治疗方案。如 X 线未

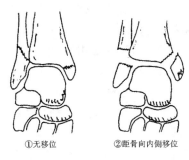

①无移位　　　　②距骨向内侧移位

图4－14　踝骨骨折示意图

见骨折、患者局部肿胀明显，且有皮下瘀血斑，应在患部局麻下做内翻应力摄片，正常情况下距骨倾斜面与胫骨下端关节面一般不超过5°，大于15°表明外侧韧带损伤，后者如胫骨下端关节面的后下缘至距骨滑车关节面最近点之间的距离大于6 mm或与健侧比较超过2.5 mm则为阳性，说明外侧韧带一束或一束以上发生断裂，借此可与单纯踝关节扭伤鉴别。

【治疗】

考虑治疗的选择时，习惯上可以把踝关节骨折分为稳定骨折和不稳定骨折。稳定骨折通常是指只有单独外踝的骨折，距骨位于踝穴中央，无向外侧移位。如果外踝骨折合并内踝骨折或三角韧带损伤或后踝骨折时，往往被称为不稳定骨折。

目前，对于踝关节骨折的正骨治疗的适应证一般来说包括以下几个方面：①无移位的或稳定的骨折；②无须反复整复可达到并维持解剖复位的有移位的骨折；③由于全身或局部条件的影响，患者不能接受手术治疗。

另外，如手术延期进行，对踝关节骨折脱位进行适当的复位和制动也是需要的。

关于是否需要手术治疗，应根据不同患者的不同的损伤类型并结合其他相关情况综合考虑。总的说来，手术治疗的指征主要包括以下几个方面：①保守治疗失败；②有移位的或不稳定的双踝骨折，并且有距骨的脱位或踝穴增宽超过 1～2 mm；③后踝骨折涉及大于胫骨远端关节面的 25%，并且关节面的移位超过 2 mm；④垂直压缩型骨折；⑤多数的开放的踝关节骨折。

无移位骨折"V"形石膏托外固定 3～4 周，去除石膏后开始踝关节功能锻炼活动，伤后 2～3 个月开始负重。

1. 整复方法

患者平卧屈膝。助手抱住其大腿，术者握其足跟和足背做顺势拔伸，外翻损伤使踝部内翻，内翻损伤使踝部外翻。如有胫腓联合分离，可在内外两踝部加以挤压；如后踝骨折合并距骨后脱位，可用一手握胫骨下段向后推，另一手握前足向前提，并徐徐将踝关节背伸。利用紧张的关节囊将后踝拉下，或利用长袜套套住整个下肢，下端超过足尖 20 cm，用绳结扎，做悬吊滑动牵引，使后踝逐渐复位（图 4-15）。总之，要根据受伤机制和损伤类型并分析 X 线片，以酌定其整复手法。

2. 固定方法

先在内外踝的上方各放一塔形垫，下方各放一梯形垫，用 5 块夹板进行固定。其中内、外、后板上自小腿上 1/3，下平足跟，前内侧及前外侧夹板较窄，其长度上起胫骨结节，下至踝关节上。夹板必须塑形，使内翻骨折固定在外翻位，外翻骨折固定在内翻位。最后可加用踝关节活动夹板（铝制或木制），将踝关节固定于 90°位置 4～6 周。

3. 功能锻炼活动

踝部骨折正确地功能锻炼很重要。一般在整复固定的当天要将患肢抬高放置，并练足趾的屈伸活动，以利消肿；肿退后及时调整夹板扎带松紧度，并在床上练髋、膝关节屈伸，及在夹板固

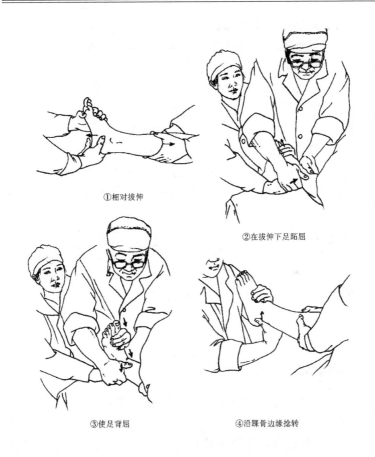

①相对拔伸

②在拔伸下足跖屈

③使足背屈

④沿踝骨边缘捻转

图 4 - 15　踝骨骨折的整复

定范围内练踝关节屈伸活动。除去外固定后，最初在脚下放一圆木踩着来回滚动，然后再扶拐练习在平地上慢慢步行，继则在双手扶持下练习起蹲动作，最后练踝关节内外翻直至正常生活。

4. 药物治疗

（1）瘀停筋膜：治宜活血祛瘀，消肿止痛，方用桃红四物汤合五皮饮。

（2）瘀血凝滞：治宜和营止痛，方用和营止痛汤、正骨紫金丹、七厘散等。

（3）瘀血凝筋：治宜活血舒筋，方用舒筋活血汤。

（4）寒湿凝滞：治宜温经通络，方用麻桂温经汤，大、小活络丸。

5. 手术疗法

对于闭合复位失败，不稳定骨折、关节内游离骨片、开放性骨折或已失去闭合复位时机的陈旧性损伤，可行手术切开复位，用螺丝钉或钢针内固定。

踝关节为全身负重最大的关节，踝部骨折属关节内骨折，应予良好复位和早期活动锻炼。踝部损伤后，肿胀出现早且较广泛，重者可有水疱，故伤后应尽早行闭合复位。若估计闭合复位难以成功，可一期手术切开复位内固定，以免延误时机，增加手术难度及感染机会。踝部软组织较少，复位后用夹板或石膏外固定时，注意勿压伤皮肤。

【经验体会】

踝部骨折有其自身特点，手法复位，应按照造成骨折外力的相反方向进行。

当踝部骨折是由于距骨移位所致时，一侧受距骨的直接撞击，另一侧受韧带的牵拉，远侧骨折块多与距骨保持联系，随距骨脱位而移位，因此，只要距骨复位，胫距关节面恢复正常，骨折块也会随之复位。三踝骨折，发生重叠、旋转、侧方移位和成角畸形时，整复时应先矫正重叠、旋转和侧方移位，再矫正成角畸形。内、外踝与后踝也不能同时整复，应先整复内、外踝然后再整复后踝。内踝骨折块小时，往往会有软组织嵌入骨折间隙内，复位时须将软组织解脱，骨折块才会复位。

踝部骨折，多为关节内骨折，为预防和减少并发症，在不影响骨折稳定的情况下，应尽早开始踝关节的背伸锻炼，使残余的轻微错位随距骨的活动磨合而平复，也可通过肌肉的收缩早日消除肿胀，从而减少晚期并发症。踝部骨折，多发于关节周围的非负重部，故在不影响骨折稳定的情况下，应早日下床负重功能锻炼，以防止因长期固定、制动而引起的骨质失用性脱钙或长期卧床抬高肢体而下床改变体位后长期肿胀不消。

第九节　跟骨骨折

【概述】

跟骨古称踵，又名立骨。跟骨骨折在临床较为常见，约占跗骨骨折的60%，多为高处跌落足跟着地所致。亦可从下方反冲击力作用于足跟导致骨折。因骨折多为坠落伤，并且可能合并有胸、腰椎骨折，故对每一跟骨骨折患者，应注意摄胸腰段脊柱正侧位片，以免漏诊。

跟骨骨折约占全身骨折的2%，占跗骨骨折的60%；其中双侧骨折约占2%，开放性骨折占2%～15%。

跟骨骨折最常见的损伤机制是直接暴力，如高处坠落伤。其他病因还包括：机动车事故、小腿三头肌突然剧烈收缩、跟骨手术时的医源性损伤以及穿透性损伤等。多数成人跟骨骨折见于25～50岁，并与工作有关。男性的发病率约是女性的5倍。

由于多数跟骨骨折是高处坠落所致，所以全面的体格检查尤为重要。大约10%的患者伴有脊柱损伤，其中腰1椎体最易受累。其他合并四肢损伤约占26%，包括踝关节、股骨及腕关节等。

【病因病机】

从高处跌下后足跟着地，可使跟骨体发生压缩骨折；跟腱骤然收缩，可使跟骨结节发生横行骨折；足强度内翻可造成载距突骨折。

跟骨骨折分类超过 20 种。多数是根据距下关节面受累情况与否而分为关节内骨折和关节外骨折两大类。跟骨关节外骨折相对简单，大致分为跟骨结节骨折、跟骨前突以及其他非关节面骨折，占所有跟骨骨折的 25%～30%。跟骨关节内骨折占所有跟骨骨折的 70%～75%，其表现形式千差万别，因此要将其满意分类较为困难。

好的骨折分类能够提供与损伤机制、治疗预后之间的关系。目前所使用的分类方法使我们对跟骨骨折的理解及其治疗都有了更进一步的认识。但还没有一种分类法能够对所有跟骨骨折和软组织损伤进行分类。

【临床表现和诊断】

局部疼痛、肿胀、瘀血，有压痛，步行困难，足内外翻运动受限。X 线拍片可确定骨折类型，需拍跟骨侧位、轴位和特殊斜位片。正常跟骨后上部与距骨关节面构成 30°～45°角（跟骨结节关节角，又称 Böhler 角）。

根据从高处坠落的外伤史、临床表现及 X 线片显示跟骨结节角的变化不难诊断。

【治疗】

跟骨骨折的治疗原则是恢复距下关节的对位关系和跟骨结节关节角，维持正常的足弓高度和负重关系。在不波及距下关节的骨折中，由于跟骨前端骨折、结节骨折和载距突骨折常移位不大，仅用绷带包扎固定，或管型石膏固定4～6周，即可开始功能训练。

1. 整复方法

（1）不波及距跟关节面的跟骨骨折：跟骨结节纵形骨折的骨折块一般移位不大，予以挤按对位即可。跟骨结节横形骨折是一种撕脱性骨折，若骨折块大且向上移位者，可在适当麻醉下，患者取俯卧位，屈膝，助手尽量使足跖屈，术者以两手拇指在跟腱两侧用力推挤骨折块，使其复位。

骨折线不通过关节面的跟骨骨折，若跟骨体后部同跟骨结节向后、向上移位，应予充分矫正。患者仰卧，屈膝90°，助手固定其小腿，术者两手指相交叉于足底，手掌紧扣跟骨两侧，用力矫正骨折的侧方移位和跟骨体的增宽，同时尽量向下牵引以恢复正常的结节关节角（图4-16）。

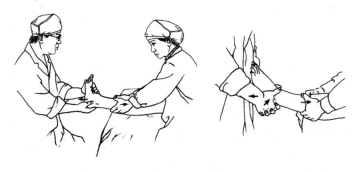

图4-16　跟骨骨折的整复

（2）波及距跟关节面的跟骨骨折：对有关节面塌陷、粉碎而移位较多者，可用手掌扣挤足跟，尽量矫正跟骨体增宽，手法宜稳，在摇晃足跟时，同时向下用力，以尽可能纠正结节关节角。

（3）针拨复位法：对于波及距跟关节的跟骨骨折，有时手法复位很难获得成功，则可在 X 线监视下，用骨圆针撬拨复位。如为中部的压缩塌陷，则可以骨圆针穿入其塌陷下方撬起，将骨折块与距骨贯穿固定；如骨折块连于后部，则自后方沿跟骨纵轴穿针，利用杠杆作用将骨折块抬起，并向跟骨前部贯穿固定。

（4）跟骨结节牵引：适用于跟骨结节骨骺分离，骨折片明显上移，或跟骨体部冠状位骨折，后骨折段向上移位者。在常规无菌操作下，用一骨圆针，在跟骨结节部的后上方穿入，做向后、向下的牵引，使向上移位的跟骨结节得以复位，恢复跟骨结节关节角下部的正常位置。牵引时间为 3～4 周，并早期进行功能锻炼。

2. 固定方法

无移位者一般不固定，载距突骨折、跟骨前端骨折仅用石膏托中立位固定 4～6 周。对跟骨结节关节角有影响的骨折可采用夹板或木板鞋固定。在内、外踝下方各放置压垫 1 块，胶布固定后，取两块长约 10 cm 的夹板，分别斜压在压垫上，外扎系带固定夹板，踝后部垫枕。也可采用木制鞋底纸壳固定或超关节夹板固定。跟骨体增宽者复位后采用跟骨夹固定。对于粉碎而且关节面塌陷，影响到跟骨结节关节角者，采用骨圆针撬拨复位后，用管型石膏连针一起固定踝关节于跖屈位，固定时间为 4～6 周；粉碎性骨折、移位严重者，跖屈位固定 4 周后改踝关节中立位 3～4周即可。

3. 练功活动

骨折复位固定后即做足趾屈伸和小腿肌肉的主动活动。待肿胀消退后可扶拐下地，不负重练习步行，并在夹板固定下进行足部活动，关节面可自行模造，以恢复部分关节功能。4～6 周后解除外固定，应循序渐进地做踝关节的屈伸运动，但运动不宜过度。8 周后弃拐，练习下地步行，并加强踝关节的功能活动，如做足下踩滚圆棍等运动。

4. 药物治疗

按照骨折三期辨证论治。解除外固定后，可配合中药熏洗或浸泡，以促进肿胀的消退和足踝关节功能的恢复。

5. 手术疗法

跟距关节面塌陷者，如整复失败、跟骨结节关节角不能恢复，行取髂骨植骨术、跟骨钢板内固定术。跟骨结节横断骨折（鸟嘴骨折）张口大或有翻转者，做切开复位、螺钉内固定术。跟距关节创伤性关节炎、步行困难者，做跟距关节融合或三关节融合术。因骨折而引起腓骨长短肌腱鞘炎者，如保守治疗无效，做腓骨肌腱松解术。跟骨体部骨折后，由于外侧骨块塌陷并外移，出现了足外翻、扁平足等畸形者，可考虑做矫形术。

【经验体会】

跟骨骨折为关节内骨折，易留后遗症及疼痛。筋骨并重的治疗原则，早活动、晚负重，是预防和减轻后遗症的主要措施。骨折整复要求尽量复位准确，固定后即应开始前足和趾的伸屈活动，特别是跖屈的操练，对恢复和维持足的纵弓有重要的意义。对无移位骨折，应早期做无痛范围内的踝关节活动，并可行原地蹬瓶操练，使跟骨得以在磨合中愈合，以利弧形足弓的恢复。去固定后，应加强踝关节的各项自主操练和按摩活筋治疗，以促进关节功能的恢复。在保持骨折稳定下，应尽早下床不负重活动，以减轻因卧床抬高肢体下床改变体位后的肢体肿胀，从而缩短功能恢复的时间。

第十节　距骨骨折

【概述】

和腕月骨、舟骨相似，距骨仅由滑膜、关节囊和韧带相连，血管经由这些组织进入骨内。当距骨发生骨折、脱位时，经常将周围的软组织撕裂，从而破坏了距骨的血液供应，而导致不愈合、缺血坏死。距骨骨折分为距骨颈骨折、距骨体骨折、距骨头骨折、距骨后突骨折。

【病因病机】

多因间接外力引起。如由高处坠落，前足过度背屈时，胫骨前下缘可将距骨颈压断；足过度跖屈时，胫骨后下缘可将距骨后突撞断。距骨骨折按骨折部位可分为四类：距骨后突骨折、距骨颈骨折、距骨头骨折、距骨体骨折。

【临床表现和诊断】

距骨骨折有明显外伤史，伤后局部疼痛剧烈、肿胀，不能站立走路，骨折明显移位则出现畸形，局部压痛，冲击痛，有时能触及骨擦音。距骨后突骨折，伤后踝后方跟腱两侧微肿、压痛，踝跖屈时痛剧，侧位 X 线照片可见距骨后有一个三角形小骨块，注意此骨块与距骨后三角副骨相鉴别。三角副骨与距骨体联系紧密，骨边缘较光滑。必要时可拍对侧 X 线片对照，三角副骨是两足对称的。距骨颈骨折踝部明显肿胀，踝屈伸活动受限，距骨头前移可使踝前部突出，能摸及高突不平。距骨体后脱位时，可在踝后内侧有突出畸形，并可触到突出的骨块，严重时，皮肤被骨块撑胀得非常紧张，外表发亮，全足可向前移位。

病史、体征结合 X 线拍片可确定诊断。距骨后突骨折需与三角副骨鉴别。后者边缘整齐，且为双侧性。

【治疗】

无移位骨折小腿石膏管形固定 6 ~ 8 周，骨折愈合后负重。

1. 整复方法

单纯距骨颈骨折时，患肢膝关节屈曲至 90°，术者一手握住前足，轻度外翻后，向下、向后推压，另一手握住胫骨下端后侧向前端提，使距骨头与距骨体两骨折块对合；合并距骨体后脱位时，应先增加畸形，即将踝关节极度背伸，稍向外翻，以解除载距突与距骨体的交锁，并将距骨体向前上方推压，使其复入踝穴，然后用拇指向前顶住距骨体，踝关节稍跖屈，使两骨折块对合；距骨后唇骨折伴有距骨前脱位时，先将踝关节极度跖屈内翻，用拇指压住距骨体的外上方，用力向内后方将其推入踝穴。距骨脱位复位后，往往其后唇骨折片亦随之复位。新鲜骨折手法整复失败，可切开整复。

2. 固定方法

距骨颈骨折整复后，应将踝关节固定在跖屈稍外翻位 8 周；距骨后唇骨折伴有距骨前脱位者，应固定在功能位 4 ~ 6 周；切开整复内固定或关节融合术者，应用管型石膏固定踝关节在功能位 3 个月。

3. 练功活动

固定期间应做足趾、膝关节屈伸锻炼，解除固定前 3 周，应开始扶拐逐渐做负重步行锻炼；解除固定后应施行局部按摩，配合中药熏洗，并进行踝关节屈伸、内翻、外翻活动锻炼。施行关节融合术者，则扶拐锻炼时间要长些。

4. 药物治疗

按骨折辨证用药，距骨骨折容易引起骨的缺血性坏死，故中后期应重用补气血、益肝肾、壮筋骨的药物，以促进骨折愈合。

5. 手术疗法

手法复位失败者，关节软骨骨折形成游离体者，应考虑切开复位。对于距骨颈、体骨折，以螺丝钉自距骨颈内侧关节面前方，经颈、体部斜向后外固定骨折。有游离体者，应切开取出。对于陈旧性距骨骨折脱位，缺血性距骨坏死，距骨颈骨折不愈合等。术式可选择距下关节融合，胫距关节融合，三关节融合。如距骨体坏死或合并创伤性关节炎者，可行胫跟关节融合术。

【经验体会】

距骨骨折在治疗上比较困难，其最严重的并发症就是距骨缺血性坏死。因此，无论何种治疗方法，要尽早复位，同时采取有效牢固的固定，目的是把对距骨的血运破坏减少到最低限度。

距骨周围多由软骨包绕，血供本不充分，加之骨折移位，血供进一步受损，极易发生延迟愈合或不愈合。因此，在复位固定后，要定时行 X 线片检查，发现距骨体有缺血征象者，一要避免负重，二要延长固定时间，三要不负重早期锻炼，只要骨折能够愈合，即使仍有骨密度增高现象，若能坚持不负重锻炼，骨的血运仍可得以恢复。

值得注意的是：早期的骨密度相对增高，只是表明骨质有缺血；数年后的密度增高，说明死骨血运恢复，新生骨沉积于坏死骨小梁的表面，这正是新骨爬行替代的渐进现象，不要一见到骨密度增高，就失去信心。

第十一节　跖骨骨折

【概述】

跖骨骨折在足部最为常见。原因有压伤、肌肉牵拉和严重扭伤等。重物直接作用足背击伤，可以造成任何部位骨折或多发性骨折。间接暴力多造成跖骨干骨折。尤易造成中间三跖骨螺旋形骨折或第5跖骨基底撕脱骨折。第3跖骨颈部及第5跖骨近端容易发生疲劳骨折。

跖骨共5块，从内向外依次为第1～5跖骨，每块跖骨可分为基底、干和头三部。第1～3跖骨底分别与1～3楔骨相关节，第4～5跖骨底部与骰骨相关节。5个跖骨中，以第1跖骨最短、最粗，同时也最坚固，是支持体重的重要部位，在负重功能上最重要，骨折发生率也低。一旦骨折，应力求恢复解剖轴线，尽量使其恢复负重功能。于跖骨干中点测量内外骨皮质厚度，发现第2跖骨皮质最厚，其次为第1、3跖骨，第4、5骨皮质最薄。第1跖头的跖面通常有二籽骨，跖骨底呈肾形，与第2跖骨底之间无关节，亦无任何韧带相接，具有相当的活动性。外侧4个跖骨底之间均有关节相连，借背侧、跖侧及侧副韧带相接，比较固定，其中以第2、3跖骨较为稳定。第4跖骨底呈四边形，与第3、5跖骨相接。第5跖骨呈三角形，这两块跖骨具有少量活动性。第5跖骨底呈张开状，形成粗隆，向外下方突出，超越骨干及相邻骰骨外面，是足外侧的明显标志。

足跟骨、跗骨和跖骨组成的弧形结构，形成内、外两个纵弓和一个横弓。第1与第5跖骨头构成内、外侧纵弓前方的支重点，与后方足跟构成整个足部主要的3个负重点。5根跖骨间又构成足的横弓，跖骨骨折后，必须恢复其横弓及纵弓的关系。

由于跖骨互相间的紧密联系和骨距靠近，除疲劳骨折和第 5 跖骨基底部骨折外，单独骨折的机会较少。

跖骨骨骺出现年龄，男性为 3～6 岁，女性为 1～5 岁；愈合年龄，男性为 17～19 岁，女性为 16～18 岁。

【病因病机】

跖骨骨折多由直接暴力，如压砸或重物打击而引起，以第 2、3、4 跖骨较多见，可几根跖骨同时骨折，间接暴力如扭伤等，亦可引起跖骨骨折。长途跋涉或行军则可引起疲劳骨折。

【临床表现和诊断】

伤后局部疼痛、压痛、肿胀，活动功能障碍，有纵向叩击痛。跖骨骨折应常规摄前足正、斜位 X 线片。第 5 跖骨基底部骨折应与跖骨基底骨骺未闭合、腓骨长肌腱的籽骨相鉴别，后两者压痛肿胀不明显，骨片光滑规则，且为双侧性。跖骨颈疲劳骨折最初为前足痛，劳累后加剧，休息后减轻，2～3 周后在局部可触摸到有骨隆凸。由于没有明显的暴力外伤病史，常被延误。X 线检查早期可能为阴性，2～3 周后可见跖骨颈部有球形骨痂，骨折线多不清楚，不要误认为肿瘤。根据受伤史、临床表现和 X 线检查可作出诊断。

【治疗】

1. 整复方法

患者取仰卧位，患膝稍屈，助手固定牵引小腿，术者一手拇指放于足心，余指放于足背，另一手牵引骨折对应足趾 1～2 分钟。牵引时先将骨折足趾与断骨纵轴呈 20°～30° 向足背牵引，当骨折重叠拉开对顶后，再向跖侧屈曲，同时将足心的手指由跖侧向背侧推挤骨折远端使之对位。然后由背跖侧骨间隙夹挤分骨，矫正残余移位。

2. 固定方法

在足背趾蹼间纵向放置条形分骨垫，足弓部放一塑形棉垫，塑出足底横弓和纵弓的形状，胶布粘贴固定压垫，缠绕绷带 2～3 层，足底放置托板，足背放置扇形薄夹板，近端与踝前形状相符合，剪成半月形，远端达趾蹼，绑扎系带，再缠绷带 2～3 层并穿上木板鞋，固定时间 4～6 周。也可使用石膏托或足前后石膏夹固定，注意在足底塑出足弓的形状，固定时间 4～6 周。

3. 练功活动

整复固定完成后，即做踝关节及跖趾关节的屈伸活动。2 周后扶拐下地不负重，逐渐练习步行。解除固定后弃拐练习负重。

4. 药物治疗

按骨折三期辨证用药，解除固定后用海桐皮汤，煎水熏洗。

5. 手术疗法

切开复位、髓内针内固定适用于手法复位失败、开放性骨折清创后、陈旧性骨折畸形愈合者。克氏针闭合穿针固定适用于跖骨干中段骨折、骨折端稳定者。螺钉内固定适用于第 5 跖骨基底撕脱骨折、骨折端有间隙者。

【经验体会】

多根跖骨骨折，足背肿胀明显，张力大，即使排除了足背骨筋膜室综合征，也不宜早期整复固定，要抬高伤肢 4～6 天，待肿胀消退后再整复固定。整复固定结束后要注意观察足趾的末梢循环情况，以免因手法过重而出现并发症；如果局部疼痛剧烈，足趾皮肤感觉、色泽出现异常，应即刻解除固定，改用其他治疗方法。在固定期间，随时调整系带的松紧度，避免出现皮肤压疮。跖骨骨折不宜早期下地负重，以保证复位后的骨折端不再移位。解除固定后可配合局部理疗、热敷等，以促进足踝关节功能的恢复。

第五章　躯干骨折

第一节　脊柱骨折

【概述】

脊柱古称脊骨，俗称脊梁骨。脊柱骨折系骨科常见创伤。其发生率占骨折中5%~6%，以胸腰段骨折发生率最高，其次为颈、腰椎，胸椎最少，常可并发脊髓或马尾神经损伤。

脊柱由椎骨、椎间盘及韧带连接而成，是躯干的中轴，上承头颅，下接骨盆，前面悬挂脏器并构成胸腔、腹腔和骨盆的后壁。椎骨分成椎体与附件两部分，椎体与附件间的空隙形成椎管，为脊髓的通道；颈椎的横突有横突孔，为椎动脉的通道（图5-1）。

颈椎的活动范围最大，它能旋转，前后屈伸和左右侧弯。旋转活动主要发生在寰椎和枢椎之间。颈椎3~7负责屈、伸、侧弯等活动。胸椎1~10的活动力极少，略有屈伸，旋转的活动。胸椎11~12和腰椎的活动范围仅次于颈椎，它的主要作用是前屈、背伸、侧弯和旋转。

椎骨的棘突较小，向后，位置表浅，而椎体较大，向前，居

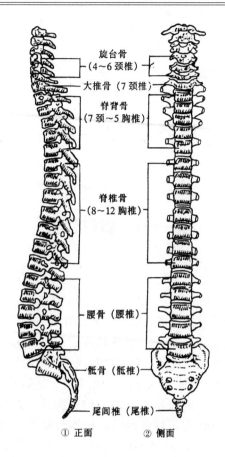

旋台骨
（4～6颈椎）

大椎骨（7颈椎）

脊背骨
（7颈～5胸椎）

脊椎骨
（8～12胸椎）

腰骨（腰椎）

骶骨（骶椎）

尾闾椎（尾椎）

① 正面   ② 侧面

图 5－1 脊柱的正、侧面观

内。除了第一、二颈椎及骶尾椎外，椎骨的形态基本相似，椎体后面为椎弓根与椎板，构成椎孔，通过脊髓。椎弓根上下切迹组成椎间孔，脊神经从该孔穿出椎管。附连于椎弓有 7 个骨突，即两侧横突、上下关节突和后侧棘突。椎体之间以椎间盘相连。正常脊柱有 4 个生理弧度，颈椎和腰椎向前突，胸椎和骶尾椎向后突。

脊柱是人体内负重、运动、吸收震荡和维持平衡的重要结构。圆柱状的椎体及其后方对称的关节突关节是负重及稳定的合理结构。富有弹性与张力的脊柱和纤维环加上四个生理弧度的排列加大了脊柱的弹性功能，有利于吸收震荡和在运动中维持平衡。附件呈多方向的突起是肌肉及韧带作用的有力杠杆，既便于活动又便于保持平衡。治疗脊柱损伤应始终注重背伸肌的作用，防止背伸肌萎缩或挛缩，以免导致脊柱动力平衡失调。同时也应注意腹肌的适当锻炼，以保持一个正常的动力平衡状态。第2颈椎以下脊柱的稳定，除每一个脊椎借椎间盘互相连接和关节突关节上下直接衔接使其稳定外，更重要的是依赖周围的韧带。如由枕至骶贯穿整个脊柱的前、后纵韧带，将脊柱牢固地连为一体。此外，还有上下椎板间的黄韧带（Glant 称之为"肌的代用品"）、横突间韧带、棘间韧带、棘上韧带等，以维持脊柱本身的稳定和平衡。

头颅与四肢直接或间接地与脊柱相连接。任何部分遭到冲击、压迫或负重皆可影响与传达到脊柱。脊柱也是许多主要内脏的附着点和保护器。整个脊髓和马尾神经及被膜均包裹在椎管内。因此，脊柱损伤可严重地影响内脏的解剖和生理功能，脊椎骨折与脱位，可造成脊髓或神经根损伤，轻者可恢复，重者导致颈瘫或截瘫，甚至死亡。

【脊柱骨折的分类】

目前最为全面的分类系统是 AO 的分类系统，这是多中心统计分析 1 400 例患者的平片和 CT 总结出来的。根据主要的损伤机制将骨折分为三型，每一类型又分为三个亚型，每一亚型再分为三个次亚型及进一步的分级。在此分类中，损伤的等级是根据损伤的严重程度从上往下排列的，既损伤的严重程度从 A 到 C 逐渐加重，同样在各亚型及次亚型中也是如此。进一步的亚型主要用以区分骨折的位置、形态以及区分骨、韧带损伤和移位的方向。

各种类型骨折的特征:

1. A 型损伤的特点

A 型损伤物特点是椎体骨折,后柱基本没有损伤。这类损伤由轴向压缩力引起,伴有或不伴有屈曲外力,仅累及椎体,椎体高度丢失,但后方韧带结构完整,不出现矢状面损伤。

2. B 型损伤的特点

B 型损伤的特点是单一或两个柱的横贯伤。屈曲牵张外力导致后方的结构损伤及延伸(B1 及 B2 型),过伸伴或不伴有前后的剪切力导致前方结构的破坏及延伸(B3 型)。

在 B1 及 B2 型损伤,前方的损害可能是经椎间盘或 A 型椎体骨折。因此,A 型骨折存在于这两个亚型的骨折中。为了准确定义不同类型的损伤,必须对这些骨折的描述有所区别。更严重的 B1 及 B2 型损伤可以累及骶棘肌或者肌肉及其筋膜,因此,后方的损伤可以扩大到软组织。

矢状面方向的横向脱位也可能发生,即使在影像学上没有被发现,也应警惕横向脱位的潜在可能性。不稳定的程度可以从不完全到完全,神经损伤的发生率明显高于 A 型损伤。

3. C 型损伤的特点

C 型损伤的特点在多种损伤形式以外,有三种具有相同损伤形式的骨折:①A 型骨折伴有旋转;②B 型骨折伴有旋转;③旋转剪切伤。除少许病例外,旋转损伤表示有严重的胸椎和腰椎损伤,并且神经损伤的发生率最高。神经损伤是由突入椎管的骨块或椎体间脱位造成。

【临床表现和诊断】

1. 患者有明显的外伤史,如车祸、高处坠落、躯干部挤压伤等。

2. 检查时脊柱可有畸形，脊柱棘突骨折局部肿胀。伤外局部疼痛，如颈项痛、胸背疼、腰痛或下肢疼痛等。棘突有明显浅压痛。脊背部肌痉挛，骨折部位有压痛和叩击痛。颈椎骨折时，屈伸运动或颈部回旋运动受限。胸椎骨折时，躯干活动受限，伴肋骨骨折者可有呼吸受困难。腰椎骨折时腰部有明显压痛，伸、屈下肢腰部有疼痛感。因腰椎骨折引起腹膜后血肿者，可表现为腹胀、肠鸣音减弱、腹部有压痛或反跳痛。腰部活动明显受限。脊柱骨折时每因活动或在搬动时则引起局部明显疼痛。

3. 颈、胸椎骨折常可并发脊髓损伤，腰椎骨折可并发脊髓圆锥和马尾神经损伤。这些损伤可致患者四肢瘫、截瘫、Brown-Sequard综合征和大小便功能障碍等。出现完全或不完全性感觉、运动和括约肌功能障碍。

4. 凡疑有脊柱骨折者均应摄 X 线片检查以了解骨折部位，损伤类型、骨折—脱位的严重程度。CT 检查可从轴状位了解椎体、椎弓和关节突损伤情况以及椎管容积之改变。MRI 检查对于有脊髓和神经损伤者为重要检查手段，可了解椎骨、椎间盘对脊髓的压迫，脊髓损伤后的血肿、液化和变性等。

颈椎损伤时，头颈部疼痛，不能活动，患者常用两手扶住头部。胸腰椎损伤时，局部疼痛，不能站立，翻身困难，常有腹胀、腹痛、大便秘结等。

根据严重外伤史。临床表现和 X 线检查可以确定诊断。X 线片可以明确骨折的部位、类型和移位情况等。有条件时应做 CT、MRI，以明确椎管及脊髓损伤情况。

【急救】

现场急救应特别强调对患者的搬动方法。对疑有脊柱骨折者，搬动时必须保持脊柱伸直位，采用平托或轴向滚动患者，严禁搂抱或一人抬上肢一人抱下肢的方法，以免加重损伤。对颈椎损伤者，应有专人托扶头部，略加牵引，并使头部与躯干伸直，慢慢移动，严禁强行搬头。

【治疗】

1. 颈椎损伤的治疗

颈椎活动性大，单纯压缩骨折少见，常为骨折脱位，单纯脱位或半脱位。

1）寰椎骨折：无神经症状时，颈部用 Minerva 石膏固定 3 个月。当伴有神经症状时，先用头颅环牵引数周后，再改用 Minerva 石膏固定。如果存在颈椎不稳定应行手术治疗。术中使用移植骨块和钢丝将颈1颈2棘突或椎突或椎板相融合。术后在围领或支具保护下卧床 2～4 周。围领和支具使用至融合部位骨性愈合。

2）齿状突骨折：齿状突骨折合并寰椎向前脱位，用颅骨牵引使之复位后，于颈过伸位维持牵引，6 周后改用颈轻度后伸位石膏固定 6～8 周。合并寰椎向后脱位，可颅骨牵引下使颈椎屈曲，复位后维持牵引 6 周，换用石膏固定。对移位明显或有神经症状者，经以上治疗无效，可在牵引下早期行手术复位及枕颈融合术，后期若神经症状加重，应行枕颈融合术。

3）第 2 颈椎骨折：保持颈椎中立位常可以使骨折复位，复位后 Minerva 石膏或头颅环固定 3 个月，牵引时可产生过牵，导致骨折不愈合和韧带不稳。

4）第 3 颈椎、第 7 颈椎骨折和骨折脱位

（1）单纯压缩性骨折：无神经损伤者，颈椎后伸位石膏固定 3 个月，有神经症状者，多因椎间盘破裂，压迫神经根或脊髓，应行前路颈椎手术。

（2）颈椎棘突骨折：在排除颈椎其他严重损伤后，使用颈

部围领制动 3 ~ 6 周即可。

（3）颈椎过屈型骨折脱位：行头颅环牵引，当骨折脱位完全复位后，患者病情平稳行后路棘突植骨融合术或前路椎体间植骨融合术。术后围领制动半年至 1 年。

（4）颈椎关节半脱位：颈椎置于伸展位，使半脱位复位，石膏固定 2 ~ 3 个月。

（5）颈椎关节脱位：于颈微屈位行颅骨牵引，牵引重量酌情渐增至 10 kg，每隔半小时摄 X 线片复查一次，当跳跃的关节被牵开后，在肩下垫薄枕，使颈部逐渐后伸以达复位，复位后牵引重量减至 2 ~ 3 kg 维持 6 ~ 8 周后改用石膏固定。颈椎不稳定者可行融合术。牵引复位失败及伴神经症状者，可行手术切开复位钢丝内固定植骨融合术。

（6）颈部扭伤：避免颈部活动，用颈托保护 3 ~ 4 周。

（7）颈椎过伸损伤：保持颈椎直线方向或稍前屈位行颅骨牵引，4 ~ 6 周改用颈托固定（图 5 - 2）。

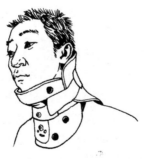

图 5 - 2　颈托固定

2. 胸腰椎骨折的治疗

1）整复方法

（1）垫枕法：患者仰卧硬板床，骨折处置软枕，垫枕逐渐加高，使脊柱过伸。此法配合练功活动，效果更好，使前纵韧带由皱缩变为紧张，附着于韧带的椎体前部及椎间盘有可能膨胀恢复其压缩前的外形。

（2）双踝悬吊法：患者俯卧，两踝部衬上棉垫后用绳缚扎，将两足徐徐吊起，使身体与床面约成45°角；术者可用手掌在患处适当按压，以矫正后突畸形。此法适用于屈曲型稳定骨折且体格健壮者。

2）固定方法：骨折整复后，屈曲型骨折者须仰卧硬板床，骨折部垫软枕；伸直型骨折则将脊柱安置于伸直或略屈曲的位置。卧床时间6~8周。对不稳定骨折者，用石膏背心、金属支架、腰围等固定4~6个月。

3. 练功活动

颈椎骨折和脱位，在牵引和固定期间，应加强四肢肌肉和关节的锻炼。解除牵引及固定后，逐步进行颈部屈伸、侧屈及旋转活动。早期应避免做与移位方向相同的动作，即屈曲型应避免前屈，伸直型避免作后伸，侧屈型避免作向患侧屈，以防骨折未经全愈合而发生再骨折。

无脊髓损伤的单纯性胸腰椎骨折，应仰卧硬板床，骨折部垫以软枕，积极而循序渐进地练功，一般须卧床4~6周。练功可以增强腰背肌肌力，防止骨质疏松，避免和减少后遗的慢性腰背疼痛，并在练功过程中逐步使骨折得到复位。练功方法可用五点支撑法，患者仰卧，用头部、双肘和双足支撑全身，使背部离床尽力抬起，逐步增加抬起次数，每日练2~3次。以后改为双肘也不支撑的三点支撑（图5-3）。对于有脊髓不完全损伤症状的胸腰椎骨折，也可采用练功复位法，但有明显骨性压迫或脊髓损伤持续加重者不宜采用，可视具体症情作手术治疗。

合并截瘫者，应在注意脊柱稳定性的同时尽早进行肢体活动。受伤1周后即应开始上肢活动功能锻炼。3个月后可练习抓

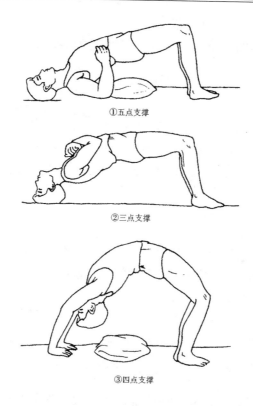

①五点支撑

②三点支撑

③四点支撑

图5-3　脊梁骨骨折的练功疗法

住床上支架坐起，或坐轮椅活动，继而练习站立位所需要的平衡动作，然后在下肢支架保护下在双杠扶手中学习站立。站稳后，再练习前进和后退步行动作，最后逐渐练习用双拐站立和步行。

4. 药物治疗

（1）瘀血内蓄：治宜攻下逐瘀，方用桃仁承气汤，对瘀停腹中盆腔者，用鸡鸣散合失笑散。

（2）断骨未续：治宜接骨续筋法，方用续骨活血汤、新伤续断汤、接骨丹、接骨紫金丹等。

（3）风湿阻络：治宜祛风除湿、活血通络，方用舒筋汤、蠲痹汤等。

（4）瘀阻督脉：治宜活血祛瘀、疏通督脉，方用活血祛瘀汤加减。

（5）气血两虚：治宜补养气血法，根据气虚、血虚偏重的不同，选用四君子汤、四物汤、八珍汤、十全大补丸等。

一般脊柱骨折，采取及时复位，良好的固定和积极的功能活动，可获得满意疗效；若并发脊髓损伤，则出现不同程度的截瘫。

5. 手术疗法

对于骨折脱位移位明显，闭合复位失败，或在骨折块突入椎管压迫脊髓，不稳定的骨折脱位等，均应采用手术治疗。手术治疗的目的是恢复脊柱正常的解剖序列，重建脊柱的稳定性，恢复椎管容积，解除脊髓、神经根压迫，为患者早期康复创造条件；同时亦可减少卧床时间及并发症的发生。

【经验体会】

骨折整复固定后，应鼓励患者早期进行四肢及腰背肌锻炼；行石膏和支架固定的患者，应早期进行背伸及伸髋活动。严重患者也不应绝对卧床，为防止压疮、坠积性肺炎等并发症，应定时帮助患者翻身拍背。对于能活动的患者，在病情允许的情况下，要鼓励患者进行主动或被动功能锻炼。

第二节　骨盆骨折

【概述】

骨盆是由骶骨、尾骨和二侧髋骨（髂骨、耻骨和坐骨组成）环接而形成的骨环。骨盆后部从髋臼起一直到骶骨，是支持体重的重要组成部分，称载重弓，又名主弓。骨盆前部从耻骨联合到闭孔附近止，系束弓，又称联结弓，其作用为防止主弓向两侧分开，供肌肉附着，并保护盆腔内脏器，尤其是膀胱和女性内生殖器官。束弓不如主弓坚强有力，外伤时易骨折，骨折时可伴有尿道、膀胱损伤。主弓骨折时，束弓很少不发生骨折。

骨盆主要为松质骨，且盆壁的血管及静脉丛很多，骨盆骨折常合并有大量出血，休克发生率很高，死亡率较高，是一种严重损伤。

【病因病机】

骨盆骨折主要由于压砸、轧辗撞挤或高处坠落等损伤所致，多系闭合伤，亦可因肌肉剧烈收缩发生撕脱骨折，枪弹、弹片等火器伤所致者，为开放性骨盆骨折，常合并有腹腔脏器损伤。盆壁的血管及静脉丛很多，骨盆骨折常合并有大量出血，休克发生率很高，是一严重损伤。

骨折后络脉受损，血溢脉外为瘀，如溢血过多可致气随血脱而见厥脱症；而血瘀局部留滞不行则气滞血瘀，脏腑功能失司。损及脏腑则难主其事，功能明显受限。

骨盆骨折根据致伤暴力作用方向和部位分以下五种类型：

1. 侧方压缩型

外力作用于骨盆侧面，使伤侧骨盆向中线旋转，造成单侧或双侧耻骨支骨折，或耻骨联合交错重叠，髂骨翼骨折向内旋转移位，或髂骨后韧带断裂，而骶髂前韧带保持完整，出现骶髂关节旋转性半脱位。也可发生骶髂后韧带附着处的髂骨后半部骨折，该骨折块留在原位，称为半月形骨折。侧方压缩型损伤的特点是骶髂前韧带完整，在内旋位是不稳定的，而在垂直平面上是稳定的（图5-4①）。

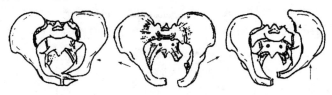

①侧方压缩型　②前后压缩型　③垂直压缩型

图5-4　骨盆骨折的类型

2. 前后压缩型

前后方向暴力挤压骨盆，使骨盆以骶髂关节为轴向两侧分离，故又称为"开书型"损伤。其特点是耻骨联合分离或耻骨支骨折，骶髂前韧带断裂，而骶髂后韧带保持完整，骶髂关节向外旋转性半脱位，或骶髂翼骨折向外旋转移位。该型骨折的特点是骶髂前韧带断裂，而骶髂后韧带完整，在外旋位是不稳定的，但在垂直平面上是稳定的。当持续的外旋暴力超过了骶髂后韧带的屈服强度，可导致完全的半骨盆分离，此时就不再是"开书型"损伤，而是最不稳定的骨盆骨折。前后伤力造成骨盆外旋，使骨盆内软组织、血管及神经受到牵拉撕裂，而出现内脏损伤、骨盆内大出血和腰骶神经丛损伤（图5-4②）。

3. 垂直压缩型

由高处跌落双下肢着地后，骨盆受到上下方的剪切暴力致伤。表现为耻骨联合分离、耻骨支骨折、骶髂关节纵向分离脱位，或骶骨孔处纵向骨折、骶髂关节髂侧纵向骨折。其特征是半侧骨盆向头侧纵向移位图（图5－4③）。

4. 混合型

由多种不同方向的暴力混合造成骨盆的多发性骨折和多方向移位。

5. 撕脱型骨折

由于肌肉急骤收缩所致，多发于青少年的剧烈运动过程中。如起跑、跳跃时，尤以髂前上下棘和坐骨结节撕脱常见。该损伤不影响骨盆环的完整和稳定，但骨折块往往移位较大，局部软组织撕裂较明显。

【临床表现和诊断】

有严重外伤史，常有休克。

骨盆环双处骨折或骨折脱位是一种严重复合伤，常有休克。疼痛比较广泛，坐位或下肢移动时疼痛加重，卧位时减轻。局部肿胀、皮下瘀斑及压痛均显著。在骶髂关节脱位时，患侧髂后上棘较健侧明显凸起，并较健侧为高，与棘突间距离也较健侧缩短，表示髂后上棘向后、向上、向中线移位。从双侧髂前上棘处对向挤压或向后外分离骨盆，均能在骨折部引起疼痛。患侧肢体缩短，从脐至内踝长度患侧缩短，但从髂前上棘至内踝长度则两侧相等。

骨盆X线摄片检查可以明确诊断，但必须在血压稳定的情况下才能搬动患者。

【治疗】

1. 急救治疗

骨盆骨折可以引起严重的并发症，死亡率较高。治疗时首先应把抢救创伤性出血休克放在第一位，应抓紧时间进行抢救。对于失血过多造成休克者，应迅速补足血容量。如有较大的血管损伤，患者陷于严重的休克状，估计出血量已接近或超过总量的1/2，在有效抗休克的治疗下，血压不稳而且逐渐下降，血红蛋白和红细胞继续降低，同时腹膜后血肿也逐渐增大，则应考虑手术探查，及时结扎髂内动、静脉止血，可挽救生命。

2. 治疗其他合并症

骨盆骨折常见的合并症为尿道损伤、直肠损伤、膀胱损伤、血管神经损伤等，情况允许时，应及时予以相应治疗。

3. 处理骨盆骨折

1）整复固定方法

（1）盆弓完整的骨折：不必强调复位，卧床休息4～5周即可。

（2）盆弓1处或2处断裂的骨折：对于单纯的耻骨联合分离，可用骨盆悬吊或骨盆兜夹板复位、固定；骨折片移位明显或因骶髂关节分离移位造成一侧上移短缩，可在硬脊膜外麻醉下手法复位或采用骨牵引复位；错位严重造成畸形和功能损害者，待伤情稳定后作切开复位和内固定术。

（3）髋臼骨折与髋关节中心脱位：髋臼骨折无移位，行皮肤牵引3～4周，去除牵引后扶拐下地不负重行走。髋臼底骨折伴中心性脱位，可行骨牵引6～8周，经牵引仍不能复位，可行切开复位，3～6个月后始可逐渐负重，以防发生创伤性关节炎。若股骨头损伤严重，或后遗关节强直、创伤性关节炎等，可酌情行髋关节融合术或人工关节置换术。

2）练功活动：骨盆周围有坚强的筋肉，骨折整复后不易再移位，且骨盆为松质骨，血运丰富，容易愈合。未损伤骨盆后部负重弓者，伤后第一周练习下肢肌肉收缩及踝关节屈伸活动，伤后第二周练习髋关节与膝关节的屈伸活动，伤后第三周可扶拐下地站立活动。骨盆后弓损伤者，牵引期间应加强下肢肌肉舒缩和关节屈伸活动，解除固定后即可下床开始扶拐站立与步行锻炼活动。

3）药物治疗：配合中药内服外敷，可较快愈合。早期采用活血祛瘀消肿止痛的方法。基本方组成是：柴胡 6 g，归尾 9 g，赤芍 9 g，桃仁 9 g，鸡血藤 15 g，枳壳 9 g，红花 6 g，血竭 3 g。每日一剂，煎服 2 次。疼痛、瘀肿明显者，基本方加乳香 9 g，没药 9 g，川楝子 9 g，玄胡 9 g；便秘者，基本方加生大黄 9 g（后入），芒硝 9 g（另冲）；排尿黄赤、艰涩疼痛者，基本方加入生大黄 6 g（后下），生地 12 g，车前子 9 g，通草 6 g。2 周后肿痛减轻，基本方去归尾、赤芍，加白术 9 g，白芍 9 g，川断 12 g，牛膝 9 g；4～5 周后多以隐隐酸痛为主，基本方去归尾、赤芍、血竭，加独活 6 g，川断 12 g，木瓜 3 g，当归 9g，党参 9g。

中成药：损伤早期可用云南白药，日服 1 g；3 周后用健步虎潜丸，日服 12 g，同时服小活络片，每日 3 次，每次 2 片。

外治：肿痛部位外敷膜韧膏或三色敷药。

4）手术疗法：手术治疗骨盆骨折适用于骶髂关节脱位 > 1 cm；髂骨、骶骨骨折明显，耻骨联合分离 > 3 cm 者。此外开放性骨折，骨折端外露，或骨折端刺破膀胱、阴道、直肠等器官，在行清创修补术的同时，可行切开复位内固定术，以钢板或加压螺钉固定为宜。其他情况一般不选择手术治疗。

【经验体会】

骨盆骨折多由强大暴力所致，常因伴发或合并严重的损伤，而危及患者生命，死亡率较高。及时、合理地早期救治，是减少骨盆骨折患者疼痛、控制出血、预防继发血管和神经损伤、脂肪栓塞综合征、凝血障碍等晚期并发症的首要环节。

对有骨盆骨折的多发患者，其治疗原则是：首先治疗危及生命的颅脑、胸腹损伤，其次是设法保留损伤的肢体，而后治疗包括骨盆骨折在内的骨与关节损伤。

附　脊髓损伤

外伤性脊髓损伤的每年发生率，美国报道为40/100万。据估计，我国现有脊髓损伤患者超过200万人，并且以惊人的速度在增长，受伤者以中青年损伤为最多。其中交通事故发生率最高，其次为高处坠落伤，两者约占所有损伤的3/4。高龄患者即便发生像摔倒这样的轻微外伤也可能发生脊髓损伤。

【病因病机】

脊髓损伤有开放性与闭合性之分。开放性脊髓损伤多由战时火器外伤所致；闭合性脊髓损伤多见于高处坠下、重物压砸、翻车撞车等工矿、交通事故或地震灾害。是脊椎骨折脱位的严重并发症。

脊髓损伤可分为脊髓震荡（又称脊髓休克）、脊髓受压和脊髓断裂等。根据其功能障碍程度，分为暂时性、不完全性和完全性三种；根据脊髓损伤平面的高低，分为高位与低位两种。损伤在颈膨大或其以上者，则出现高位截瘫；损伤在颈膨大以下者，不论损伤平面上胸段或腰段，则仅出现下肢瘫痪，称低位截瘫。高位截瘫上肢和下肢均瘫痪。

1. 脊髓震荡

是脊髓神经细胞遭受强烈刺激而发生的，脊髓功能暂处于生理停滞状态，随着致伤外力的消失，神经功能得以恢复。无器质性改变，镜下也无神经细胞和神经纤维的破坏，或仅有少量渗出、出血。临床上表现为损伤平面以下运动、感觉和反射的完全丧失，一般伤后数十分钟感觉运动开始逐渐恢复，数小时后可完全恢复，不留任何后遗症。

2. 脊髓挫伤与出血

为脊髓实质性破坏，外观完整，但脊髓内部有出血、水肿、神经细胞破坏和神经传导纤维束中断，挫伤程度不同，预后不同。

3. 脊髓断裂

脊髓的连续性中断，为完全性和不完全性。脊髓断裂后，恢复无望。

4. 脊髓受压

骨折移位、碎骨片与破碎的椎间盘挤入椎管内，可直接压迫脊髓。皱襞的黄韧带与急速形成的血肿亦可压迫脊髓。及时去除压迫物后脊髓的功能可部分或全部恢复，压迫过久，难以恢复。

5. 马尾神经损伤

第 2 腰椎以下骨折、脱位可产生马尾神经损伤，表现为受伤平面以下出现弛缓性瘫痪。

各种较重的脊髓损伤后，均可立即发生损伤平面以下弛缓性瘫痪，这是失去高级中枢控制的一种现象，为脊髓休克。2~4周后，发生损伤平面以下程度不同的痉挛性瘫痪。脊髓休克与脊髓震荡是完全不同的两个概念。

【临床表现和诊断】

1. 临床表现

患者常有部分遭受外力或高处跌坠史。

1）脊髓震荡：与颅脑损伤中的脑震荡相似，也是各类脊髓损伤时都可能有的早期症状。表现为损伤平面以下脊髓功能，包括运动、感觉和反射等完全消失伴有大小便潴留，数小时或数日后即可恢复正常。如脊髓震荡严重，持续时间则较长，一般 3~

4周。

2）脊髓损伤：在脊髓损伤渡过无反射期后，则转入反射增强期，出现肌张力增高，反射亢进和锥体束征阳性，此时才出现典型的脊髓损伤的临床表现。脊髓损伤可分为完全性和部分性损伤两种：

（1）完全性损伤：呈脊髓横断综合征，损伤平面以下的运动、感觉功能完全丧失，永不恢复。伤后早期出现肛门反射（刺激会阴部出现肛门括约肌收缩）及龟头—球海绵体反射（刺激龟头引起阴茎球海绵体肌收缩）和跖伸反射，可作为脊髓完全性横断的依据。

（2）部分性损伤：按脊髓横断面损伤的部位不同有：①脊髓半横断综合征：常出现在锐器直接刺伤某一侧的一半脊髓所致。表现伤后出现同侧运动和深感觉障碍，对侧痛觉和温度觉障碍。②脊髓中央损伤综合征：表现为痛觉和温度觉消失而触觉保存的浅感觉分离；如发生在颈髓，出现四肢瘫，以上肢为重，下肢较轻，伴括约肌功能障碍。③脊髓前部损伤综合征：表现为损伤平面以下完全性瘫痪及浅感觉（痛温觉）迟钝或消失，但因后索完整，故深感觉尚保存。有括约肌障碍。④脊髓后部损伤综合征：以深感觉障碍为主，痛觉、温度觉仍存在。⑤脊髓内出血：产生节段性症状，受伤节段分布区痛温觉消失、触觉基本正常的分离性感觉障碍。肌肉呈下运动神经元瘫痪，与脊髓空洞症的神经损害症状相似。

3）脊髓压迫：早期常由碎骨片、移位椎体、异物、椎间盘突出、硬膜外血肿和硬膜下血肿等引起，晚期可由硬脊膜增厚、慢性血肿等所致。脊髓各节段受压损伤的症状亦有所不同。

4）脊髓各节段损伤的特点

（1）颈段和上胸段损伤

①高颈段（颈1~4）损伤：部分病例也可能合并脑干损伤。

颈 1 ~ 2 段损伤患者可立即死亡。颈 2 ~ 4 段因有膈神经中枢，无论直接挫伤或下部挫伤水肿向上扩延，可使膈肌和其他呼吸肌瘫痪，患者呼吸困难，但也很快致命。损伤水平以下四肢瘫均为痉挛性瘫痪。括约肌功能和性功能也完全丧失。感觉障碍方面，由于三叉神经脊髓束损伤，面部感觉丧失，而口唇和其周围、鼻尖、鼻翼的感觉保留（此部感觉纤维终于延髓下端的三叉神经脊束核故不受损），呈"洋葱皮型"感觉障碍（Dejerine 型脊髓损伤综合征）。此外，自主神经功能障碍明显，由于排汗和血管运动功能障碍而出现高热 Guttmann 征（鼻腔因黏膜血管扩张、水肿而出现鼻塞），由丘脑下部下降至睫状脊髓中枢（颈 8 ~ 胸外侧角）的自主神经纤维受损，出现单侧或双侧的 Horner 征。

②颈膨大（颈 5 ~ 胸 1）损伤：此部损伤可引起肋间神经麻痹，严重地影响呼吸，四肢瘫痪。两上肢表现为弛缓性瘫痪，两下肢呈痉挛性瘫痪。损伤平面以下感觉消失。如颈 5 ~ 7 节尚未受损时，上肢运动功能仍有部分保存，肘关节能屈曲，此时应争取手术可能挽回 1 ~ 2 个神经根，使四肢瘫痪在某种程度上转化为截瘫。括约肌功能和自主神经功能障碍与高颈段脊髓损伤相同。

所有颈脊髓损伤的患者，在渡过脊髓休克期后可出现集合（或总体）反射，表现为刺激下肢时立即出现肌肉痉挛，即引起膝和髋关节屈曲，踝部屈，两下肢内收，腹肌强力收缩，反射性排尿（或伴直肠排空），阴茎勃起甚至射精，并有出汗立毛反射。一般在损伤后 7 ~ 8 周可建立反射性膀胱。

（2）胸中下段（胸 3 ~ 12）损伤：除有下肢截瘫及损伤平面以下感觉消失外，可因肋间神经部分麻痹致呼吸功能不全。脊髓休克期度过后可有集合反射，并出现反射性膀胱，阴茎勃起及射精等症状。胸6节段以上（包括颈髓）的损伤，在脊髓休克期中可出现交感神经阻滞综合征，表现为血管张力丧失、血压下降、脉搏徐缓、体温随外界的温度而变化，并可呈嗜睡状态。在晚期也可出现自主神经反射过度综合征，表现为严重头痛、头晕、心悸、恶心，偶有呼吸困难。

（3）腰膨大（腰2～骶2）损伤：第10胸椎与腰1髓节相对应，此部以下损伤的特征为下肢呈弛缓性瘫痪，提睾、膝腱反射均可消失，腹壁反射存在。而跟腱反射保留甚至可能增强并出现踝阵挛。此部损伤时须注意腰神经有无损伤，保留腰神经就可以保留髋和膝关节的运动，有利于患者站立及步行。

（4）脊髓圆锥（骶3～5）及马尾损伤：正常人脊髓终止于第1腰椎体的下缘，因此，第1腰椎骨折可发生脊髓圆锥损伤。脊髓圆锥内有脊髓排尿中枢、损伤后不能建立反射性膀胱，只能形成自律性膀胱，大小便失禁，并有阳痿、直肠括约肌松弛及臀肌萎缩，会阴部皮肤鞍状感觉缺失。膝腱和跟腱反射存在，肛门和龟头—球海绵体肌反射消失。如果损伤仅只在圆锥部可无肢体瘫痪。第2腰椎以下的椎骨骨折及脱位，仅能损伤马尾神经，且多为不完全性损伤。表现平面以下下肢弛缓性瘫痪，腱反射消失，感觉障碍不规则，括约肌和性机能障碍明显，没有病理性锥体束征。

2. 脊髓损伤的检查方法

（1）全身检查：要注意有无其他脏器复合伤存在。作任何检查及搬动患者时，注意勿加重脊髓损伤。

（2）局部检查：清醒患者在脊髓损伤的局部有压痛、肿胀、畸形及棘突分离等现象。

（3）神经系统检查：脊髓损伤患者的神经系统检查所见，一般与相应部位的脊髓肿瘤相同，只有在病理改变及其临床经过有不同而已。

（4）X线检查：既可判断脊柱损伤的部位、类型、程度和移位方向，又可间接了解脊髓损伤平面，估计其损伤程度。当致伤暴力结束后，移位的骨折脱位可因肌肉收缩或搬运而自行复位，虽然脊髓损伤很重，但 X 线照片却不能显示骨折脱位情况，因此 X 线照片必须与临床检查相结合，才能做出正确诊断。

（5）CT 扫描：可显示 X 线片不能显示的骨折、椎管形态及骨块突入侵占情况，对检查脊柱损伤合并脊髓损伤特别重要。

（6）MRI：能清楚地三维显示脊椎及脊髓改变和其相互关系，尤其对软组织如椎间盘突出移位、脊髓损伤的部位、原因、程度和病理变化的判断十分准确，是诊断脊髓损伤的不可或缺的影像学检查方法。

（7）电生理检查：最主要的目的是确定截瘫程度。完全性脊髓损伤时 SEP 无诱发电位波形出现，不完全损伤时，则可出现诱发电位，但波幅降低及/或潜伏期延长，其中尤以波幅降低意义更大。

（8）腰穿及压迫颈静脉试验：观察椎管是否阻塞，脑脊液是否含血等，对进一步诊断处理有帮助。但必须注意患者体位，防止加重骨折脱位造成的症状。

3. 诊断

诊断应以救命处置为优先，保证脊髓损伤患者的生命体征平稳，在全身管理过程中确保损伤脊椎固定。

1）神经学诊断

（1）脊髓损伤的判定：完全瘫痪和不全瘫痪的诊断首先应确认不存在脊髓休克。

如球海绵体反射（BCR）和肛门反射阳性则可判断不存在休克。前者用手握龟头，留置尿管的用手牵拉尿管，后者用针轻刺肛门周围皮肤，引起肛门括约肌收缩。

一般的受伤后 24 小时内脊髓休克恢复。

（2）脊髓损伤的部位诊断：正常感觉、运动功能所对应的最下位髓节为脊髓损伤水平面。脊髓内部水肿、血肿形成会造成麻痹区向头侧上升，因此必须随时观察。可在患者皮肤上直接描记出感觉障碍的上限，以供日常观察对比。

（3）横断位诊断：感觉障碍的对称性和非对称性，运动障碍的对称性和非对称性，上下肢损伤程度的差异，完全性和部分性反射障碍，推测横断位主要损伤部位（中心性、前部、后部、半侧损伤）。

（4）重度的评价：完全瘫痪和不全瘫痪的区别。瘫痪程度可用 Frankel 评分法分为 A ~ E 5 个阶段。

A. 感觉、运动完全消失。

B. 运动完全消失，感觉部分存在。

C. 有部分运动功能，但不能抵抗地心引力。

D. 存在运动功能，能步行，但较正常差。

E. 感觉运动功能正常。反射可能异常。

2）脊椎损伤部位诊断：采用单纯 X 线像、断层 X 线像和 CT 来评价骨折脱位的平面。一般的移位最大或椎管最狭小的部位为脊髓损伤部位。

3）MRI 诊断：通过 T_1 和 T_2 加权像上脊髓形态和髓内信号变化和范围，推断脊髓状态，同时推定预后。脊髓形态的变化包括肿胀、压迫和断裂。髓内信号变化，急性期时 T_2 加权像低信号（出血），慢性期 T_1 加权像低信号，T_2 加权像为高信号（脊髓软化，囊肿改变）为高度损伤的典型所见。

4）其他诊断方法：造影 X 线诊断，包括脊髓造影和 CTM。电生理学的诊断：包括脊髓诱发电位、体感诱发电位（SEP）和运动诱发电位。

4. 鉴别诊断

（1）脊椎结核：可引起截瘫，但无明显外伤史，病程进展缓慢，可见椎体破坏，椎间隙变窄，且有椎旁脓肿，并伴有低烧，消瘦，血沉增快等临床表现。

（2）脊椎肿瘤：可引起截瘫，无外伤史，病程缓慢，椎体有破坏，但椎间隙一般不变窄，无椎旁脓肿，伴有恶病质表现。

（3）颈椎病：可引起截瘫，多见于中老年人，无明显外伤史，椎体前后缘及小关节均有增生，钩椎关节变尖，椎间隙可变窄等。

【治疗】

1. 正确的急救与运送

必须采用防止脊柱脊髓损伤加重的搬运方法和器具，最好快速直达有相应救治条件的医院。瘫痪发生率的高低与有无急救训练及运送工具有显著关系，故应加强宣传教育，提高全民急救防瘫的意识和能力。

2. 早期治疗

脊髓损伤发生后，局部将出现由出血→水肿→细胞变性→脊髓坏死的一系列进行性的病理变化，只有在脊髓发生坏死之前所进行的有效治疗，才能对保存脊髓结构的完整和促进功能的恢复发挥作用。脊髓损伤后 6～10 小时内是治疗的黄金时期，如伤后入院已超过 24 小时，也应积极创造条件尽早手术。

3. 手术治疗

手术处理包括脊柱骨折处的减压、不稳定骨折的内固定以及应用大网膜脊髓血运重建等。

（1）手术指征：①符合脊柱骨折的手术指征者，如损及中柱或后柱的不稳定骨折，以及脊柱骨折脱位；②不完全性脊髓损伤，或脊髓恢复过程突然中止，需作脊髓探查者；③影像学证实有椎间盘突出、椎体或椎板突入椎管压迫脊髓者。对完全截瘫及患者条件甚差以及局部有感染者，不宜手术或宜慎重考虑。

（2）手术入路：常选用后路减压探查并同时经椎弓根行复位固定；亦有人倡用经前路切除后凸的椎体，同时植骨融合，并行椎体钢板固定；亦可对胸腰椎骨折经侧前方切除部分椎板及椎弓根，并作环形或半环形减压。手术入路应根据病情及部位而定：颈椎椎体爆裂骨折或骨折脱位，可经前路椎间盘及椎体切除，植骨融合。

（3）脊髓探查：软膜对脊髓有较大约束力，脊髓肿胀出血时，需切开软膜才能使脊髓得到减压。有肿胀感或囊肿感者，可切开硬膜，并经后中线切开软膜减压；有囊肿或血肿表现者，可在后中线避开血管，以利刀刃沿后中线切开脊髓，引流出血液及坏死组织，利于改善局部血液循环，保护白质不受损伤。

4. 药物治疗

药物治疗脊髓损伤的作用在于停止或逆转损伤后病理生理改变，包括防止神经组织进一步破坏，减轻病变周围的水肿和炎症，抑制胶质屏障形成和胶原瘢痕组织，刺激纤维再生并穿过病变部位，构成完整的突触，以恢复正常的功能。实验证明，一些药物对脊髓损伤有明显的治疗作用。

（1）脱水剂：各种急性脊髓损害中，组织的水肿反应是一种重要的病理改变，由于软脊膜的包裹，使脊髓组织受压而发生坏死易导致不可恢复的瘫痪，故积极处理病变组织的水肿，有相当重要的作用。由于有些患者因条件限制不能立即手术，因此选用较强的脱水剂，如尿素、甘露醇、甘油等，可减轻脊髓水肿，达到一定治疗效果，但脱水剂使用不宜过长，否则引起低血钾和肌无力症等潜在危险。在治疗时要密切观察肾功能情况。此外脱水剂仅能减轻脊髓病变的水肿，但不能阻止缺血或出血以防止瘫痪的进展。

（2）激素：地塞米松 5 ~ 10 mg 或氢化可的松 100 mg，静脉滴注。脱水药和肾上腺皮质激素一般使用 1 周左右。此外，甲泼尼龙可增加脊髓血流量，减少脊髓类脂质过氧化和组织变性，促进脊髓冲动的产生。Mean 报告脊髓损伤后 1 小时使用大剂量甲泼尼龙可保持脊髓微血管灌注，明显增强脊髓伤后功能的恢复。

（3）甲状腺素：文献报道，在动物和患者脊髓损伤后均有甲状腺功能受抑制。国外有人实验证明，甲状腺素能促进脊髓损伤的功能恢复。机理推测可能是增加了脊髓的血流。

（4）纳洛酮：脊髓损伤后可释出内腓肽使自动调节丧失，从而引起局部血流降低，纳洛酮可阻断内腓肽的这种病理生理反应，增加局部血流，减轻脊髓损伤。实验证明纳洛酮于脊髓损伤早期（伤后 1 小时）和后期（伤后 4 小时）均有治疗作用，功能恢复比对照组明显。

（5）α–甲基酪氨酸：研究认为，脊髓伤后去甲肾上腺素含量增加，是灰质出血坏死的直接因素。α–甲基酪氨酸是去甲肾上腺素的抑制剂，可减少病变处去甲肾上腺素的堆积。在损伤后 15 分钟给药，可防止出血性坏死。

（6）胰蛋白酶：机理可能与胰蛋白酶有助于脊髓神经再生抗炎和减少胶原、结缔组织瘢痕有关。苏联学者用胰蛋白酶和弹性蛋白酶的实验观察，同对照组比较，显示出酶治疗的效果，且以两种酶合用者为著。

（7）可乐定：可乐定是一种 α_2 肾上腺素受体激动剂，对中枢神经系统的 α_2 肾上腺素受体有高度选择性，并能影响在脊髓回路中相互密切联系的5—羟色胺能及多巴胺能神经元，故被试用于脊髓损伤而取得显著效果。有人报告脊髓损伤（胸段）后用可乐定处理者，原已消失的皮质感觉诱发电位均重新出现，肢体的感觉运动及自主神经功能均完全恢复，即使伤后数周才用药也一样出现功能恢复，但以伤后立即进行治疗效果为好。

（8）二甲亚矾（DMSO）：这是一种特殊的化学药品，兼有脂溶性和水溶性，易透过血脑屏障，许多实验显示 DMSO 以脊髓损伤的疗效较肾上腺素为高，恢复运动功能更为迅速。机制相当复杂，归纳起来有稳定溶酶体膜，保护细胞膜和神经组织的作用，增加中枢神经系统的血流，可能同抑制血小板聚集，防止产生血栓及阻塞血管有关。此外还可增加组织的氧代谢、利尿以减轻或消除水肿，包括脊髓水肿，抗炎和抑菌作用。

（9）神经营养药：甲钴胺系血液、脊髓液中的辅酶维生素 B_{12} 及甲钴胺制剂，通过对甲基转换反应，促进核酸—蛋白—脂质代谢，增加 DNA、RNA 和髓鞘脂质卵磷脂的合成，有利于损伤神经组织的修复；改善神经组织的代谢，促进轴索及其蛋白质的合成，保持轴索的功能；抑制神经组织异常兴奋性的传导。

神经节苷脂（GM－1）：促进神经细胞的生成，轴突生长和突触生成；对损伤后的继发神经退化有保护作用——降低糖耗率；改善细胞膜酶的活性，减轻神经细胞水肿；选择性地对抗兴奋性氨基酸的活性；促进各种原因所致的中枢神经系统损伤的功能恢复。

其他促神经生长药物：如转化生长因子－β（TGF－β）、神经生长因子（NGF）、脑源性神经生长因子（BDNF）、神经营养因子－3（NT－3）和胶质源性神经生长因子（GDNF）等。

（10）其他：文献报道氨茶碱、α－甲基多巴、6－羟基多巴胺、双硫醒、异丙肾上腺素、胍乙啶及溴苄胺等均有减轻脊髓病变的作用。

5. 高压氧（HBO）治疗

脊髓损伤最重要的发病机制是微血管阻塞缺血或出血造成脊髓缺氧或水肿，甚至引起脊髓轴索断裂、分层和广泛的溃散。高压氧可提高脊髓的血氧含量和血氧分压，同时氧在组织中的弥散半径也从常压下的 30 μm 增加到 100 μm，从而给脊髓组织提供了充足的氧气，增加了脊神经有氧代谢，使受损脊髓细胞的功能得以恢复。高压氧还可使血管收缩，减轻脊髓水肿，保护可逆性损伤的神经组织，有助于神经功能的恢复。

6. 预防和治疗并发症

除上颈髓损伤可致患者很快死亡外，脊髓损伤后呼吸肌麻痹，呼吸道及泌尿系感染、褥疮等，都是截瘫早期的常见并发症和死亡的主要原因。因长期截瘫导致的心肺肾功能不全、慢性消耗营养不良等则是截瘫后期的主要死因。从受伤发生截瘫的急救运送之时起，直至其恢复期中，都应积极预防及治疗并发症，尤其强调预防重于治疗的积极作用，才能使患者顺利康复。

7. 早期康复

强调损伤患者的康复应从伤后之日开始。早期主动练功可促进全身气血流通，加强新陈代谢，提高机体抵抗力，防止肺炎、褥疮、尿路感染等并发症，是调动患者主观能动性去战胜截瘫的一项重要措施。被动活动肢体可防止肌肉挛缩关节僵硬，未瘫肌肉的主动锻炼对防止肌肉萎缩是十分重要的。由于患者存在不同程度的肌肉瘫痪，其每一个动作和做每一件事，都要经过训练及锻炼才能逐步学会，经过康复治疗的截瘫患者能够逐渐生活自理，参加工作及进行体育锻炼等社会活动。现代康复治疗已经是截瘫治疗过程中很重要的、不可缺少的一个组成部分。

第六章 脱 位

第一节 颞颌关节脱位

颞颌关节脱位指髁突脱出关节窝之外而不能自行复位。关节脱位按部位分为单侧脱位和双侧脱位；按性质分为急性脱位、复发性脱位和陈旧性脱位；按髁突脱出的方向、位置又分为前方、后方、上方及侧方脱位。外伤导致的髁突向上、向后及侧方移位常并发下颌骨骨折及颅脑损伤。

【病因病机】

本病多因下颌骨受暴力撞击，开口过大（见于大笑、打哈欠和拔牙等口内手术时）等突然外因引起。

1. 张口过大

在大笑、打哈欠等张口过大时，下颌骨的髁状突及关节盘过度向前滑动，移位于关节结节的前方，即可发生颞颌关节前脱位。偶可发生双侧脱位。麻醉时不适当地放开口器或张口粗暴的拔牙，也可造成一侧脱位。

2. 外力打击

在张口状态下，外力向前下方作用于下颌角或颊部，关节囊的侧壁韧带不能抵御外来暴力，造成颞颌关节单侧或双侧前脱位。

3. 杠杆力作用

在一侧上下磨牙间咬食较大硬物时，硬物为支点，咬肌为动力，颞颌关节处于不稳定状态，肌力拉动下颌体向前下滑动，形成单侧关节前脱位，有时也可发生双侧前脱位。

4. 肝肾虚损

老年人或久病体质虚弱者，因气血不足，肝肾虚损，筋肉失养，韧带松弛，导致关节不稳，容易发生习惯性颞颌关节脱位。

【临床表现和诊断】

患者不能闭口，语言不清，唾液外流，关节区疼痛。髁状突向前移位至关节结节前方，原髁状突部位呈现凹陷。双侧脱位时下颌骨前伸，单侧脱位时，下颌骨偏向健侧，健侧关节可做小范围活动。

根据上述临床表现，结合 X 线检查可做诊断。

本病应与髁状颈骨折相鉴别。

【治疗】

1. 整复方法

复位前应加强心理护理，让患者做好思想准备，精神不宜紧张，肌组织要放松才能使复位顺利进行，必要时复位前可给镇静剂。

1）口内手法复位

（1）患者坐位，头位置低于术者的肘关节平面以下。

（2）术者两大拇指裹以纱布，置于下颌磨牙殆面及磨牙后三角区，其余四指置于口外下颌骨下缘。

（3）大拇指用力向下，其余四指托下颌前部向上，使髁状突下降。

（4）在使髁状突下降时患者大多紧张，甚至与术者所施之力对抗。因此，须嘱患者放松，用谈话等方式分散其注意力，以达咀嚼肌松弛之目的。

（5）髁状突下降后，使下颌向后下方推移即可自行复位。术者此时必须迅速将大拇指自滑向口腔前庭，以免咬伤。

2）口外手法复位

（1）患者和术者的体位同口内法。

（2）术者拇指放在患者两侧突出的髁状之前缘（即下关穴）。

（3）用力将髁状突向下向后方挤压，此时患者感觉下颌酸麻。

（4）术后同时用两手的食、中指托住两下颌角，以环指、小指托住下颌下缘，各指配合将下颌角部和下颌体部推向前上方。此时，髁状突即可滑入关节凹。

2. 固定方法

对习惯性颞颌关节脱位，复位成功后，托住颌部维持闭口位，用四头带兜住患者下颌，四头分别在头顶上打结，固定1～2周。其目的是维持复位后的位置，使拉松拉长的关节囊和韧带得到良好修复，以防止再脱位。同时还要运用中药，补气养血，滋养肝肾，以达强筋壮骨之目的。其他脱位一般不需固定和用药。

3. 练功活动

固定期间主动做咬合动作，以增强咀嚼肌的力量。

4. 药物治疗

初期宜舒筋活血、行气止痛，内服舒筋活血汤、复元活血汤等。中后期以补肝肾、壮筋骨、养气血为主，常用壮筋养血汤、补肾壮筋汤、八珍汤等。习惯性脱位者应重用补气血、壮筋骨的药物。

5. 手术疗法

对陈旧性脱位，可采用手术治疗。

【经验体会】

颞颌关节脱位后首先要安定患者情绪，以便治疗。要限制张口运动，若有习惯性脱位者，应避免咬硬物。

第二节　肩锁关节脱位

肩锁关节脱位较常见，多见于年轻人。

【病因病机】

肩锁关节脱位多由直接暴力引起。当肩关节处于外展、内旋位时，外力直接作用肩顶部，由上向下冲击肩峰而造成。间接暴力所致者，多由上肢向下过度牵拉引起。半脱位时仅肩锁关节囊和肩锁韧带撕裂。锁骨外侧端由于喙锁韧带的限制作用，仅有限度地向上移位。全脱位时，喙锁韧带亦撕裂，锁骨与肩峰完全分离，并显著向上移位，严重影响上肢功能。

【临床表现和诊断】

1. 典型症状

有明显外伤史。受伤部擦伤、挫伤和肿胀、疼痛，肩关节功能障碍。

2. 重要体征

（1）半脱位者：肩锁关节部有压痛，锁骨外侧端向上移位，肩峰与锁骨不在同一水平面上，可触及高低不平的肩锁关节。双侧对比，被动活动时，患侧锁骨外侧端活动范围增加，肩关节功能障碍。

（2）全脱位者：锁骨外侧端隆起，畸形明显，患侧上肢外展、上举活动困难，肩锁关节处可摸到一凹陷沟，局部压痛并有明显弹跳征，如按琴键。

3. 辅助检查

X线检查：可发现锁骨外侧端与肩峰端完全分离，锁骨向上移位明显。若诊断有困难时，则让患者两手分别提重物约2.5 kg，同时摄双侧肩锁关节正位片进行对比，常可发现患侧锁骨外端与肩峰间距离较健侧增大。

【鉴别诊断】

1. 肩峰骨折

肩峰部出现疼痛、肿胀，触诊时发现骨折远移或局部浮动伴有触痛，肩外展时则疼痛加剧，肩峰部皮肤有挫伤和瘀斑。X线检查可以显示骨折。

2. 锁骨外端骨折

骨折处疼痛明显，肿胀、畸形明显，患肢不敢活动，触诊有明显压痛，有移位的骨折并可触及骨折端及骨擦音。X线检查可确诊。

【治疗】

1. 手法复位

患者取坐位，患侧肘关节屈曲90°，术者一手将患肘沿肱骨纵轴向上推，同时另一手将锁骨外端向下按压即可复位。

2. 固定方法

复位后，屈肘90°，将高低纸压垫置于肩锁关节的前上方，另取3个棉垫，分别置于肩锁关节、肘关节背侧及腋窝部，用宽

3~5 cm 的胶布自患侧胸锁关节下，经锁骨上窝斜向肩锁关节处，顺上臂背侧向下绕过肘关节反折，沿上臂向上，再经肩锁关节处，拉向同侧肩胛下角内侧固定。亦可取另一条宽胶布重复固定1次。固定时，术者两手始终保持纵向挤压力，助手将胶布拉紧固定，固定时间5~6周。

3. 练功活动

固定期间做腕指关节活动。解除固定后开始逐渐活动肩关节。先做肩关节前屈后伸活动，逐渐做外旋、内旋、外展及上举活动。活动范围由小到大，用力逐渐加强，切不可粗暴地做被动手法活动。

4. 药物治疗

初期患肩瘀肿疼痛者，宜活血化瘀、消肿止痛，以舒筋活血汤、筋骨痛消丸、接骨七厘片内服。中后期肿痛已消减，宜舒筋活血、强筋健骨，以壮筋养血汤、跌打养营汤补肾壮筋汤内服，年老体弱的患者，应辨证选方并加减化裁。

5. 手术疗法

第三型完全脱位应尽早手术治疗。肩锁关节全脱位，若外固定不能维持其对位者，多采用手术切开复位，两根细钢针经肩峰交叉固定；亦可用螺丝钉将锁骨固定在喙突上。

陈旧性肩锁关节脱位，若仅有脱位，无明显功能障碍和症状者，无须治疗。有明显疼痛及功能障碍者，则考虑手术治疗。其方法有：①用阔筋膜修复喙锁韧带，同时用螺丝钉固定肩锁关节。②锁骨外端切除术，适用于肩关节外展时疼痛者。术后外展功能可得到改善，但力量较弱。③肩锁关节用细钢针交叉固定，同时将喙突从基底部切断连同肌肉移位于锁骨，用螺丝钉固定。

【经验体会】

肩锁关节脱位手法整复容易，但整复后保持其对位却很困难，因此，固定期间应经常检查其外固定的松紧度，如有松动要及时调整，同时应定期进行 X 线检查以检测固定的效果。外固定期间禁止做肩关节外展及上举等动作。肩关节解剖结构复杂，伤后易并发肩周炎，固定期间注意动静结合，进行邻近关节的活动。

第三节　肩关节脱位

肩关节结构不稳定，肩盂面积小而浅，肱骨头呈半球形，相对大而圆，其关节囊松弛，周围韧带较薄弱，关节活动范围又大，容易发生肩关节脱位。

【病因病机】

多由间接暴力引起，当身体侧位跌倒，上肢呈外展、外旋位，手或肘部着地，使肱骨头冲破关节囊。另一种情况，患者向后跌倒时，肱骨后方撞击于硬物上，肱骨头受到肩峰的阻挡，成为杠杆的支点，迫使肱骨头向前下方脱出。

肩关节脱位虽分前脱位、后脱位、下脱位、盂上脱位等，但是由于肩关节前下方组织薄弱，绝大多数为前脱位。前脱位根据脱出肱骨头的位置又分喙突下、盂下及锁骨下脱位。

关节脱位后，筋肉受伤，脉络受损，气血凝滞，阻塞经络，故初期可见局部肿胀、疼痛、活动功能障碍等。

【临床表现和诊断】

患者有明确的外伤史或既往有习惯性肩关节脱位史，稍受外力作用即复发脱位。方肩畸形，脱位以后肩部疼痛、肿胀、功能障碍，肩部失去膨隆丰满的外形，肩峰明显突出，下部空虚，即形成方肩畸形。患臂弹性固定于肩外展 20°～30°位，在喙突下、腋窝内或锁骨下可触及肱骨头。搭肩试验（Dugas 征）阳性，即患侧肘关节屈曲，肘尖贴紧胸壁，患侧的手不能搭在健侧肩部。直尺试验阳性，即检查时，腋皱襞下降，直尺边缘能同时接触肩峰与肱骨外上髁。若合并肱骨大结节撕脱骨折，局部肿胀更为明显，可有瘀斑及骨擦音，患者常用健手扶托患肢前臂。

X 线检查可了解肱骨头移位的方向与位置，确定脱位的类型，并可了解有无并发骨折。

注意有无患肢血管、神经损伤。腋神经损伤时多为内侧束被肱骨牵拉，或肱骨头压迫所致，表现为三角肌麻痹和肩后部感觉减退，故复位前应检查患肢的感觉和三角肌的收缩能力。若有血管损伤，多为挫伤，可出现肢体变冷、麻木、青紫及桡动脉消失等。如果老年人血管硬化形成动脉栓塞，可导致肢体坏死。

【治疗】

应尽早地行手法复位，新鲜脱位可不用麻醉，对时间较长、软组织肿胀明显、肌肉痉挛严重或伴有心血管疾病的患者，应行臂丛阻滞麻醉。

1. 整复固定方法

伤后早期复位容易成功，往往不需麻醉。对肌肉发达者、精神紧张者或伤后数日就诊者，可选用局部麻醉（肩关节血肿内注射 2% 普鲁卡因 10～20 ml），颈丛加臂丛麻醉或全身麻醉。复位手法宜轻柔，勿粗暴。

（1）最为常用法为手牵足蹬法，即患者仰卧位，术者立于患肢侧，将与患肢同侧的足抵于患侧腋窝内，同时双手握住患侧腕部，先沿畸形方向牵引，并将伤肩外旋，再逐渐内收内旋，复位时可闻及入臼声（图 6-1）。

（2）肌肉发达者可用牵引回旋法，患者取坐位，患肘屈曲

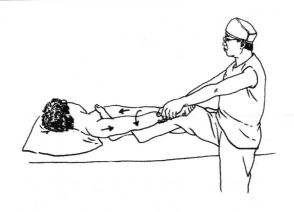

图 6 - 1 手牵足蹬法

90°，术者一手握患腕，另一手握患侧肘部，先沿上臂畸形方向牵引，同时将上臂外旋至极限位，再内收上臂，使肘关节贴近胸壁并横过胸前至前正中线，此时内旋上臂使患掌搭于健侧肩上，即可复位。

（3）老年患者易骨质疏松，应选取拔伸托入法。患者取仰卧位，近端助手用布带固定患肢和躯干，远端助手握住伤肢肘部和腕部，将伤肢向外下方做拔伸牵引。术者立于患肩侧，用两拇指压住伤侧肩峰，余指置入腋下，向外上方勾托脱位的肱骨头，同时嘱远端助手将患肢在牵引下逐渐内收内旋，直至肱骨头有回纳感（图 6 - 2）。

复位后可予以检查：搭肩试验阴性；方肩畸形消失，即观察肩部外形是否丰满圆隆，双肩是否对称；患者腋下、喙突下、锁骨下已摸不到脱位的肱骨头；患肩能否被动活动；X 线显示肩关节已经复位。

2. 固定方法

一般可用胸壁绷带固定法，将患侧上臂保持在内收、内旋位，肘关节屈曲 60°～90°，将上臂用绷带包扎固定于胸臂，前

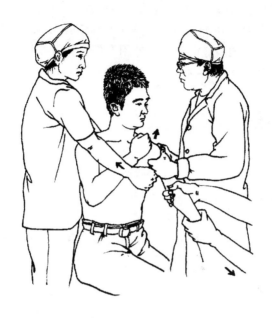

图6－2　拔伸托入法

臂用颈腕带或三角巾悬托于胸前，固定时间4~6周。

3. 练功活动

固定期间可进行手及腕部活动，4周解除固定后，配合中药外洗肩部，加强肩关节各方向活动。

4. 药物治疗

（1）初期：以活血化瘀、消肿止痛为主，内服舒筋活血汤（当归、续断各12 g，独活、防风、牛膝、五加皮、杜仲各9 g，羌活、荆芥、红花、枳壳各6 g，青皮5 g）、跌打丸、七厘散等，外用消肿散、消肿止痛膏、双柏散等。

（2）中期：以和营生新、续筋补骨为主，内服壮筋养血汤（当归、白芷、丹皮、牛膝各9 g，续断、生地各12 g，红花5 g，川芎、杜仲各16 g）。外用舒筋活络药膏、舒筋散。

（3）后期：以养气血、补肝肾、壮筋骨为主，内服八珍汤、补中益气汤或健步虎潜丸等。外用海桐皮汤（海桐皮、透骨草、乳香、没药各6 g，当归5 g，川椒10 g，川芎、红花、威灵仙、甘草、防风、白芷3 g）熏洗。

【医案介绍】

胡某，男，56岁，山西省孝义市人，农民。

患者2020年5月27日不慎摔倒，左手撑地，当时肩关节疼痛、活动障碍，家属陪同就诊于孝义市正骨医院。

检查：患者神清，痛苦面容，患者左肩关节下垂，健侧手托伤臂，肩峰下空虚、压痛，呈方肩畸形，肩关节前方微肿，肩关节活动受限，搭肩试验阳性。

X线片示：左肩关节脱位（图6-3）。

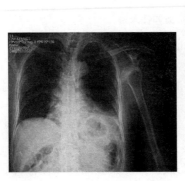 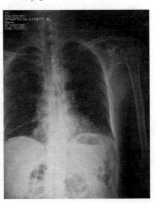

①复位前　　　　　　　②复位后

图6-3　左肩关节脱位

诊断：左肩关节脱位。

治疗：患者取坐位，一助手于健侧以双手环抱伤肢腋下，另一助手于伤侧握伤肢前臂向前下方顺势牵拉，在逐步转为内收的同时，顺上肢纵轴轻轻左右旋动上肢；医者立于伤肩外侧，一手掌用力向内推肩峰，另一手四指从腋下扣住肱骨头向外上方扒托，手下有回内感时，即已复位，患者疼痛消失，肩关节活动自如。复位后前臂屈肘用三角巾悬吊于胸前固定3~4周。

【经验体会】

在进行手法整复之前，首先要确认患者无明显骨质疏松，肩关节脱位仍有一定的活动度，关节内外无骨化，脱位不合并血管、神经损伤等。因早期肩关节脱位局部肿痛与肌肉痉挛较轻，便于操作，故应及早进行手法复位、固定治疗。操作时要根据患者的实际情况选用不同的复位手法，手法轻柔准确，切忌暴力。制动期间限制外展外旋，以利于损伤的软组织修复。脱位的关节固定不动或年老体弱者，可在辅助麻醉下手法整复。

第四节　肘关节脱位

肘关节脱位最常见，在全身各大关节脱位中占1/2左右，居第一位，发生率仅次于肩关节脱位。好发于任何年龄，但以青壮年多见，儿童与老年人少见。发生后需及早复位，延迟的复位会引起长期肘部肿胀和关节活动受限，还会因过度肿胀而减少了前臂的血循环，产生Volkmann前臂缺血性挛缩。

【病因病机】

按尺桡骨近端移位的方向可有后脱位、外侧方脱位、内侧方脱位及前脱位，以后脱位最为常见。

患者跌倒时上臂伸直，手掌着地，暴力传递至尺、桡骨上端，尺骨鹰嘴突处产生杠杆作用，使尺、桡骨近端脱向肱骨远端的后方。肘关节的前半部关节囊通常有撕裂，肱肌也有不同程度的撕裂，一般还伴有侧副韧带损伤。重度向后移位，可有正中神经与尺神经过度牵拉损伤。

肘关节脱位时，肱三头肌腱和肱前肌腱被撕脱、剥离、骨膜、韧带、关节囊均被撕裂。由于筋肉损伤，脉络破裂，瘀血留滞，故肘窝部形成血肿。若处理不当，该血肿易发生骨化，日后可致关节屈伸不利，筋肉挛缩。

【临床表现和诊断】

有外伤史。肘关节肿胀、疼痛，半屈曲位畸形，肘关节功能障碍，后脱位时肘后方空虚，鹰嘴向后突出，肘后三角失去正常关系，X线检查时可明确诊断，同时可发现脱位有无并发骨折。常规拍摄肘关节正侧位 X 线片，可明确脱位的类型及有无骨折。

【治疗】

1. 整复固定方法

新鲜肘关节后脱位或合并骨折的脱位主要治疗为手法复位，对某些陈旧性骨折为期较短者亦可手法复位。

单纯肘关节脱位，取坐位，令助手双手紧握患肢上臂，术者双手紧握腕部，着力牵引，将肘关节屈曲 60°～90°，并可稍加旋前，常可听到响声或复位的振动感。复位后用上肢石膏固定在功能位，3 周后拆除石膏。

2. 练功活动

鼓励患者早期活动肩、腕及手指各关节。解除固定后，练习肘部伸、屈及前臂旋转主动活动。严禁强力扳拉，防止关节周围软组织发生损伤性骨化。

3. 药物治疗

1）辨证论治

（1）瘀血阻络：治以活血祛瘀、消肿止痛，方用活血止痛汤。

（2）气血留滞：治以行气活血、舒筋通络，方用活血舒筋汤。

（3）肝肾不足：治以补益肝肾、壮骨强筋，方用补肾壮筋汤。

2）外用药：外敷活血散或消炎散，每隔 1~3 日换药 1 次。

4. 手术疗法

对陈旧性肘关节脱位，经手法整复失败者，可采用切开复位术。如果陈旧性肘关节脱位，骨端软骨已大部破坏；闭合性或火器伤所致的肱骨下端粉碎骨折畸形愈合，伤口愈合超过半年，严重影响肘关节功能者，选用肘关节成形术治疗。一种是肘关节切除成形术，另一种是肘关节筋膜成形术。其外还可根据病情选择肘关节融合术等。

【医案介绍】

李某，女，32 岁，山西省孝义市人，工人。

患者 1998 年 1 月 10 日骑自行车摔倒，左肘先着地，当时左肘关节出现畸形肿胀疼痛，活动受限。由家人陪同至孝义市正骨医院就诊。

检查：患者一般情况良好。左肘关节畸形、肿胀，左肘关节伸直 140°位弹性固定，肱桡关节处压痛明显，骨擦感未及。

诊断：左肘关节脱位。

治疗：患者端坐于椅子上放松，医者复贴手法松解左上肢，助手固定患者左上臂；医者双手对握肘关节前、后面，牵拉的同时拇指与其余四指相对用力归挤按压，当手下出现入臼感，将肘关节屈曲，复位成功。复位后左肘关节疼痛明显减轻。1 周后复诊，左肘关节活动自如。

【经验体会】

脱位整复后不能过早作屈伸肘活动，以免再脱位。肿胀多较明显应及时药物内服外敷，更换外敷药时作肘活动要谨慎。解除固定时，屈伸活动明显受限，积极而适度的练功，可使活动在 2～3 个月恢复，不能操之过急。过度的被动活动或忍受疼痛、强力屈伸多有害无益。

第五节　桡骨小头半脱位

桡骨头半脱位常见于 5 岁以下的小儿，多因前臂被猛力牵拉所致。

【病因】

本病多因患儿肘关节在伸直位，腕部受到纵向牵拉所致。如穿衣或行走跌倒时，幼儿的前臂在旋前位被成人用力向上提拉，即可造成桡骨头半脱位。对桡骨头半脱位的病理改变，各家认识尚未统一。有些人认为幼儿桡骨头发育尚不完全，头和颈直径几乎相等，环状韧带松弛。当肘关节在伸直位，突然受到牵拉，肱桡关节间隙加大，关节内负压骤增，关节囊和环状韧带被吸入肱桡关节间隙，桡骨头被环状韧带卡住，不能回归原位，形成桡骨头半脱位；还有人认为幼儿环状韧带前下方的附着点较薄弱；桡骨头关节面的平面略向后方远端倾斜，与桡骨干的纵轴不完全垂直；且略呈卵圆形，在旋后位的矢状径较长；在极度旋前位，桡骨头略离开尺骨的桡骨切迹。当患儿的前臂在旋前位受到向上的外力牵拉时，环状韧带的薄弱点被横断撕脱，使桡骨头向前下方滑出，形成桡骨头半脱位。有些学者做了尸体解剖，在尸体上做牵拉试验，发现桡骨头的轮廓稍呈椭圆形。当前臂旋后时，桡骨头的前面从颈部起呈尖形隆起，当前臂在旋后位牵引时，环状韧带与骨性隆起形成对抗。偏外后侧桡骨头较平，因此，当前臂旋前位牵拉时，部分环状韧带紧张，以致滑越桡骨头，产生半脱位。各家认识均有道理，只是从不同角度论述而已，骨的解剖特点、关节囊松弛、受伤时关节内的负压增大、外力作用等都是引起桡骨头半脱位病理改变的原因。

【临床表现和诊断】

1. 外伤史，多有上肢上举被猛力牵拉病史。

2. 患儿哭闹不止或诉肘部疼痛，不敢用该手取物和活动肘部，患处拒绝别人触摸。

3. 肘关节轻度屈曲，桡骨头处有明显压痛。

4. X 线检查无异常所见。

【治疗】

1. 手法复位

可立即奏效，不必任何麻醉。方法是：术者一手握住肘部，拇指按压桡骨小头，另一手握腕部，牵引下旋转前臂，如听到或感到弹响，表明已复位，此时病儿伤肢可以上举取物。

2. 复位后处理

患肢三角巾悬吊 3 日，避免牵拉患儿手臂，防止复发。

【经验体会】

一般一次就能成功，无须重复整复，也不需固定。告知患儿家长，近期内避免牵拉患肢，以防再次脱臼或形成可惯性脱位。

第六节　髋关节脱位

髋关节是人体中最大最深的杵臼状关节。它由球形股骨头和大而深的髋臼构成。这在结构上就决定了其稳固性和灵活性。此外，还有维持髋关节稳定的若干组织，如髋关节囊，在近端附着于髋臼边缘、髋臼盂缘及髋臼横韧带。在远端前面止于粗隆间，后面附着于股骨颈中外1/3交界处。关节囊的纵横纤维构成了坚韧的轮匝带。髋关节的主要功能为负重，将躯干的重量传达至下肢，并能减轻震荡。其活动范围很大，为人体提供前屈、后伸、内收、外展和旋转的活动功能。髋关节脱位约占全身各关节脱位的5%，为四大关节脱位的第3位，仅次于肘、肩关节脱位。髋关节脱位常发生于活动力强的青壮年。髋关节脱位往往发生在一定的体位和姿势下，遭受一定方向的强大暴力，造成股骨头脱出髋臼后，处于髋臼之外不同的位置。中医学早已对髋关节脱位有所认识，积累了极丰富的经验，作了精辟的阐述。古人称髋关节为"髀枢""大膀"，俗名"臀骱"。如《伤科补要·臀骱骨》中记载："胯骨，即髋骨也，又名髁骨。其外向之凹，其形似臼，以纳髀骨之上端如杵者也，名曰机，又名髀枢，即环跳穴处也，俗呼臀骱。若出之，则难上，因其膀大肉厚，手捏不住故也。"关于手法整复方法，《仙授理伤续断秘方·医治整理补接次第口诀》描述了手牵足蹬法："凡胯骨，从臀上出者，可用三两人，挺定腿拔伸，乃用脚搌入。如胯骨从档内出，不可整矣。"

【分类】

1. 髋关节后脱位

最为多见，根据 Thompson 的分类法，又可以分为五型：①Ⅰ型。单纯髋关节后脱位或伴有髋臼缘裂纹骨折。②Ⅱ型。后脱位伴有髋臼后唇单处骨折。③Ⅲ型。后脱位伴有髋臼后唇粉碎骨折。④Ⅳ型。后脱位伴有髋臼后唇和髋臼底骨折。⑤Ⅴ型。后脱位伴股骨头骨折。

2. 髋关节前脱位

较少见，可分为：

（1）Ⅰ型：耻骨部脱位，又可分为：①Ⅰ$_A$。单纯脱位，不伴有骨折。②Ⅰ$_B$。伴有股骨头骨折。③Ⅰ$_C$。伴有髋臼脱骨折。

（2）Ⅱ型：闭孔部脱位，又可分为：①Ⅱ$_A$。单纯脱位，不伴有骨折。②Ⅱ$_B$。伴有股骨头骨折。③Ⅱ$_C$。伴有髋臼骨折。

3. 髋关节中心脱位并发髋臼底部骨折

Carnesale 根据髋臼的分离和移位程度分为三型：①Ⅰ型。中央型脱位，但未影响髋臼的负重穹隆部。②Ⅱ型。中央型脱位伴骨折，影响负重的穹隆部。③Ⅲ型。髋臼有分离伴髋关节向后脱位。

【病因病机】

1. 后脱位

临床上引起髋关节后脱位的常见原因有：撞车事故，患者坐位时，膝前方顶撞于硬物上；患者屈髋位自高处坠落，患者在弯腰姿势下房屋或矿井倒塌等。髋关节后脱位发生时，由于髋关节屈曲的角度不同，股骨头冲破关节囊后所处的位置也有不同。例如，髋关节在屈曲小于 90°时，发生髋骨部脱位（后上方脱位）型较多；髋关节屈曲 90°时，发生臼后方脱位（后方脱位）型较多；髋关节屈曲大于 90° 时，发生坐骨结节部脱位（后下方脱位）型较多。

髋关节后脱位时，股骨头圆韧带断裂；关节囊后上方各营养血管支，可发生不同程度的损伤；坐骨神经也可能发生挫伤、挤压伤、撕裂伤等损伤。髋臼后缘或后上缘，股骨头亦可发生不同类型、不同程度的骨折，而骨折块往往是损伤坐骨神经的常见原因。髋关节的短外旋肌，如闭孔内外肌、孖上下肌及梨状肌等，均可受到不同程度的损伤。这些组织的严重损伤，延迟了髋关节的修复过程，增添了并发症，使治疗复杂化，也是后期形成股骨头缺血性坏死的病理基础。

髋关节后脱位时，髂股韧带仍可保持完整，并具有强大拉力，使脱位的股骨头抵于髋臼后方，形成髋关节后脱位特有的畸形，即屈髋、内收、内旋和缩短畸形。

2. 前脱位

多数是因强大的间接暴力所致。当髋关节处于过度外展外旋位时，遭到强大外展暴力，使大粗隆顶端与髋臼上缘撞击，并以此为支点形成杠杆作用，迫使股骨头突破关节囊前下方薄弱处，形成前脱位。少数情况下，也可在髋过度外展时，大粗隆后方遭受向前的暴力，造成前脱位。股骨头突破关节囊裂口，停留于不同的位置。如停留于髋臼前上方的耻骨部位，称为耻骨部脱位；如停留于髋臼前方，称为前方脱位。如停留于髋臼下方的闭孔部脱位，称为闭孔部脱位。闭孔部位脱位可引起闭孔神经受压，耻骨部脱位可使股动、静脉和股神经受压或损伤，并因此引起相应的临床表现。

3. 中心型脱位

多因传达暴力所致。当骨盆受到挤压而发生骨盆骨折时，骨折线通过臼底，股骨头连同骨折片一同向盆内移位；或髋关节处于轻度外展屈曲位时，暴力从大粗隆外侧或沿股骨纵轴方向，使股骨头向髋臼底冲击，引起臼底骨折，股骨头连同臼底骨片一起凸向骨盆内，形成髋中心型脱位。由于暴力强度不同，股骨头向盆内脱位的程度也不相同，有轻度移位和完全凸入骨盆脱位。严重的脱位，股骨颈可被臼底骨折片卡住，造成复位困难。有时，发生脱位的同时，股骨头发生压缩性骨折。

【临床表现和诊断】

主动运动丧失，髋部疼痛，被动活动时尤甚，髋关节内收、屈曲畸形，弹性固定，股骨大粗隆上移，在臀部可触及股骨头，患肢缩短，大粗隆上移征阳性，此为髋关节后脱位的表现，此脱位易造成坐骨神经损伤；患髋屈曲、外展、外旋畸形位，弹性固定，腹股沟处可触及股骨头，患肢延长，此为髋关节前脱位的表现；髋关节中心脱位时，脱位不多者，常无明显畸形，可有髋部肿胀，骨盆挤压、分离征阳性，患肢纵向叩击痛阳性，股骨头突入明显者，肢体缩短或内、外旋畸形，主动及被动活动髋关节受限，中心脱位常合并其他损伤。髋关节正位 X 线片常可明确诊断，为明确是否有髋臼受累，常需拍摄轻度骨盆外斜位像。

【鉴别诊断】

1. 股骨颈骨折

①多发生于老年人。②受伤时，遭受的暴力不如髋关节脱位大，且无髋关节脱位受力时所特有的姿势与体位。③患侧下肢呈略内收、外旋缩短较明显，而髋关节后脱位则为髋屈曲、内收、内旋和显著缩短畸形。④无弹性固定，有时出现骨擦音，沿股骨纵轴作扭转试验时，疼痛较髋关节脱位严重。⑤股骨大粗隆无上移。⑥臀后触不到圆形硬物突起。

2. 粗隆间骨折

①发病年龄平均 65 岁以上。②受伤时遭受的暴力不如髋关

节脱位大。③下肢畸形无典型的髋关节屈曲、内收、内旋和缩短，也无弹性固定。④髋部有严重的软组织肿胀和皮下瘀血。⑤股骨大粗隆区明显压痛和叩击痛。⑥臀后触不到圆球状硬物突起。⑦有时出现骨擦音。

【治疗】

1. 整复固定方法

1）单纯后脱位：应及时在全麻或腰麻下行手法整复。常用方法有：

（1）屈髋90°提拉法：患者仰卧在已垫褥毯的地板上，助手双手固定骨盆两髂前上棘处，术者一手握踝，另手托腘窝部，将髋关节屈曲90°，在向上牵引的同时作内外旋转活动，当出现骨骼间突然滑动感时即为复位（图6-4）。复位后髋部畸形消失，活动自如。

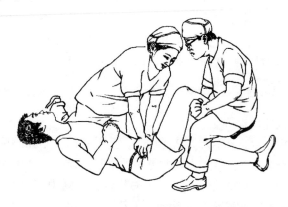

图6-4 髋关节后脱位屈髋提拉法

（2）回旋法：伤员仰卧地上，助手固定骨盆，术者一手握伤肢踝部，用另侧肘部勾起伤肢的腘窝向上牵引，同时操纵伤肢作回旋运动，即由畸形位→经反对位→而达中立位。如为后脱位，回旋法整复是内收、内旋（增大畸形，使股骨头脱离异位）→外展、外旋（与畸形相反方向，使股骨头复位）→伸直（中立位）。如此，回旋法整复的过程，膝关节在空间划出一个"?"形曲线，所以又称为问号法。如为前脱位，则回旋法整复的方向与后脱位的相反（图6-5）。

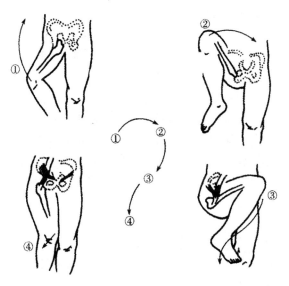

图6-5 髋关节后脱位回旋复位法

（3）重力复位法：适用于年老体弱者。患者仰卧于床上，患肢下垂在床边，术者一手握患肢踝部，待10~20分钟髋部肌肉疲劳后，用术者的膝部压患者腘窝部，即可复位。

复位后，行患肢皮牵引3~4周，以防髋关节屈曲和内收。

2）后脱位伴髋臼后缘大片骨折：如有可能，尽快闭合复位。复位后检查髋关节的稳定性，如髋关节屈曲30°~70°，轻度内收并向后方施加压力，如髋关节再次脱位，则表明髋关节不稳，应行手术治疗。方法是通过髋关节后侧途径进行，显露关节后，去除关节内所有碎片，将骨折片复位后，使用松质骨螺丝钉固定。对于粉碎性骨折，使用多根针或小的钢板固定。术中注意避免剥离股骨颈和股骨头上的任何软组织，以免影响血运。术后皮牵引4周，牵引时髋关节后伸和轻度外展位，如内固定坚强，4周后保护性负重3个月；如固定不牢固，牵引时间为8周，然后保护性负重3个月。

3）前脱位：麻醉下进行复位，助手按压骨盆固定之术者沿肢体纵轴牵引，片刻后可感到有股骨头突然滑入髋臼之弹跳声。牵引后如不能复位，可在牵引同时再外展屈曲、内收及内旋髋关节，大多能得到复位。

对于手法复位失败，或并发有血管、神经损伤、骨折，以及陈旧性脱位者，应及时切开复位固定。术后牵引与后脱位大致相同，但应保持患肢于内收、内旋伸直位。

4）中心脱位：同股骨髁上牵引，重量为6～12 kg，必要时可增加大粗隆的侧方牵引。复位后用4～6 kg维持4周，3个月内髋关节不负重。

闭合复位失败并且髋臼及股骨头破坏严重，关节功能障碍者，可考虑切开复位，如髋臼钢板、螺丝钉固定，或后期行双杯、关节融合术、全髋置换术。

2. 练功活动

复位后作股四头肌舒缩和踝关节伸屈活动，2周后开始髋膝活动。中心性脱位，在牵引期间要尽早积极地作髋关节功能锻炼，以期用股骨头模造出适宜的髋臼，以利日后髋关节活动；而负重必须在3个月以后，以防发生股骨头缺血性坏死和创伤性骨关节炎。

3. 药物治疗

（1）内服：采用活血通络、散瘀消肿为主的方法。基本方组成是：当归12 g，赤芍12 g，桃仁9 g，红花6 g，黄柏9 g，防风 9 g，木通 9 g，甘草 6 g，生地 12 g，乳香 6 g，每日一剂，煎服 2 次。如肿痛缓解后，可改用：羌活 6 g，防风 9 g，荆芥 6 g，独活 9 g，当归 12 g，续断 12 g，青皮 6 g，牛膝 9 g，五加皮 9 g，杜仲 9 g，红花 6 g，枳壳 6 g。

（2）外治：膜韧膏或三色敷药，3~4 周后用宝珍膏。

4. 手术疗法

新鲜髋关节后脱位的手术切开复位指征：①经多次反复闭合手法整复不成功，可能有关节囊或其他软组织嵌夹在臼内，或股骨头被破裂的关节囊裂口夹卡住，妨碍闭合复位者。②并发股骨头、股骨颈、髋臼缘或粗隆间骨折，并有明显移位者。③并发坐骨神经损伤，而不易判断其损伤性质，带有探查性手术者。④合并有同侧股骨干骨折，闭合整复不成功者。

手术切开复位时，应采用后侧切口为宜。如并发股骨头骨折时，可选用前侧或外侧切口。股骨头复位后，应尽量将关节囊及周围软组织修复完整，以增强髋关节稳固性，缩短愈合时间。

【医案介绍】

孙某，男，45 岁，山西省孝义市人，农民。

患者 1998 年 4 月 15 日不慎从高处坠落，左髋部着地，伤后左髋部疼痛伴活动受限，随即家人送至孝义市正骨医院。

检查：患者神清，生命体征平稳，一般情况良好。触诊检查可见患者左髋关节屈曲、内收、内旋、短缩畸形，髋关节弹性固定，"黏膝征"阳性，臀部触及股骨头、压痛，股骨粗隆向上移位。

X 线片示：左髋关节后脱位。

诊断：左髋关节后脱位。

治疗：患者仰卧，一助手双手按压患者双侧髂前上棘以固定骨盆，医者立于患侧，一手握住患肢踝部，另一手以肘窝提托腘窝部，将髋、膝关节屈曲90°，在向上提拉的基础上，使大腿内收、内旋，髋关节极度屈曲，让膝部贴近腹壁，然后外展、外旋、伸直患肢，听到入臼声即示复位。复位后，手法停止，比较双下肢等长，臀部高突畸形消失，疼痛消失，髋关节活动障碍消失，复位成功。

【经验体会】

术前仔细阅读 X 线片检查结果，确诊脱位的类型及是否有并发症。选择合适的复位手法，配合协调，手法避免粗暴加重损伤。对于陈旧性髋关节脱位，术前充分牵引，克服筋肉的挛缩，使上移的股骨头逐渐降至髋臼水平。整复时应选择合适的麻醉，使患者在筋肉松弛和无痛情况下进行复位。在复位前更重要的是做髋关节各方向的充分活筋，松解粘连，是保证手法成功的关键。

第七节　膝关节脱位

膝关节完全脱位，常伴有周围软组织、韧带结构、腘肌腱、半月板和关节软骨的损伤，也可伴有神经血管的损伤，合并腘动脉的损伤时，如诊治不当，则有导致下肢截肢的危险。膝关节脱位各种移位方向的发生率，文献报道各有不同，大概如下列次序排列：前脱位、后脱位、外侧脱位、旋转脱位和内侧脱位。前脱位是后脱位的 2 倍，内侧脱位仅是前脱位的 1/8。

膝关节包括由股骨下端和胫骨上端构成的内侧和外侧胫股关节，以及由髌骨和股骨滑车构成的髌股关节。膝关节的关节囊及韧带系统是保护膝关节及其稳定的重要结构。前方的稳定结构为股四头肌肌腱、髌韧带，其两旁为阔筋膜及股四头肌肌腱的扩张部所加强。后方有腘斜韧带加强。内侧有胫侧副韧带、外侧有腓侧副韧带。前后交叉韧带也是稳定膝关节的重要结构。它虽为屈成关节，但其运动是二维的。

膝关节的运动包括伸展、屈曲和旋转。伸膝的终末旋转形成扣锁机制，加强了其稳定。

【病因病机】

1. 直接暴力

暴力作用于膝前、后、内及外侧，均可产生膝关节脱位。依胫骨髁对髁后的关系而分为前脱位、后脱位、内侧脱位及外侧脱位。

2. 旋转暴力

当小腿固定、股骨相对内旋及膝外翻时，可引起外侧旋转脱位，此时股骨内侧髁可嵌顿于关节囊内侧的裂孔或穿入股内侧肌。

【临床表现和诊断】

1. 膝关节外伤后畸形，股骨髁与胫骨髁关系失常，膝关节明显功能障碍。

2. 膝关节正位、侧位片可证实。

3. 如脱位已自行复位者，前后抽屉试验及侧方应力试验为阳性。

4. 膝关节脱位时可伴有腘动脉损伤，应仔细检查足动脉及肢体远端血运情况。

5. 膝关节脱位时伴有韧带损伤，MRI 检查诊断损伤情况。

【治疗】

1. 整复固定方法

膝关节完全脱位者应紧急处理。应手法复位：主要依靠轴向牵引，并防止复位过程中出现过伸，以免造成或加重腘血管的损伤。在麻醉下，患者仰卧，一助手用双手握住患侧大腿，另一助手握住踝部及小腿做对抗牵引，保持膝关节半屈伸位置，术者用双手按脱位的相反方向推挤或提托股骨下端或胫骨上端，如有入臼声，畸形消失，则表明已复位。复位完成后，宜行轻度屈、伸、内收、外展活动，以移正移位的半月板或蜷缩的关节囊，然后用注射器抽吸尽关节内的积血和积液。

复位后用长腿石膏夹固定于膝关节轻度屈膝位（15°～30°）6～8周。

2. 练功活动

整复固定后，即可进行股四头肌收缩及踝、足趾关节屈伸活动锻炼。患膝关节制动3～4周时，可按摩髌骨，使其上下、左右方向被动活动，以减轻由于关节内血肿引起的粘连。4周后，可进行股四头肌主动活动锻炼。6周后，可在膝关节保护下进行下地活动，但勿使其完全负重。8周后，在膝关节完全稳定情况下开始负重。解除固定后，练习膝关节屈伸活动，待股四头肌及腘绳肌肌力恢复后方可负重行走。过早负重行走，由于韧带等软组织尚未恢复，膝关节不稳定或关节软骨面损伤较重者，可并发创伤性关节炎。

3. 药物治疗

早期宜活血祛瘀、舒筋活络，以促进关节内积液的吸收，可用桃红四物汤加减；中期与后期的治疗与其他部位关节脱位相同。

（1）内服药：初期内服活血化瘀、通经消肿类中药，继而服通经活络舒筋类中药，后期内服补肾壮筋类中药，有神经损伤者宜益气通络、祛风壮筋。

（2）外用药：早期可外敷消肿止痛类中药膏，中期以活血舒筋类中药外洗，后期以强筋利关节类中药外洗。

4. 手术疗法

（1）后外侧旋转脱位行闭合性复位失败后，因股骨内侧髁嵌顿于关节囊或股骨内侧肌的扣孔中手法复位不能解脱。

（2）早期行交叉韧带及侧副韧带修补，膝关节全脱位时，上述韧带可能全部断裂，为防止日后膝关节产生不稳定症状，可考虑早期修补。

【经验体会】

膝关节脱位是膝关节严重的损伤，应当尽早复位，减少血管神经的牵拉，然后进行恢复韧带功能。膝关节的主要功能是负重，其次是伸直活动。膝关节仅在屈曲位时有轻度的内外旋及内收、外展活动。因此，在治疗时，首先要求恢复其稳定性，其次是伸屈活动的恢复。为了保持其稳定度，肌肉的锻炼，尤其是股四头肌的锻炼，要贯穿整个治疗过程的始终。